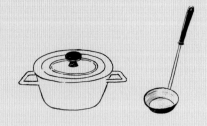

G . i . n . g . e . r

去濕養身
食養薑料理

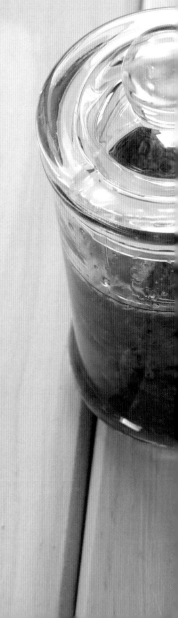

作者—— 喻碧芳　余雅雯　蘇主惠

攝影—— 何忠誠

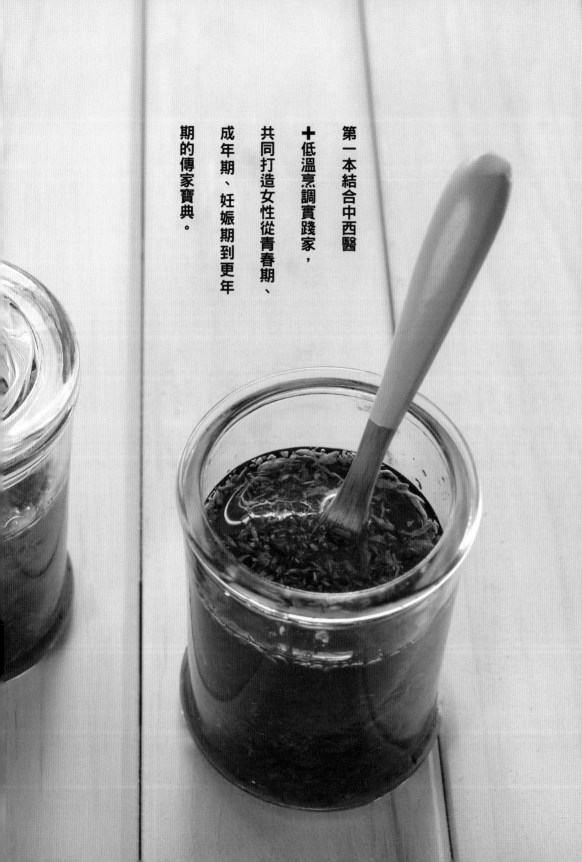

第一本結合中西醫
＋低溫烹調實踐家，
共同打造女性從青春期、
成年期、妊娠期到更年
期的傳家寶典。

低溫食養，
安然度過女性四階段

顧瑋芳

第四本書終於完成了，這本書對我的意義重大，此次除了和我志同道合的兩位理念好友：蘇主惠醫師、余雅雯中醫師，融合中西醫觀點與低溫烹調概念共同打造這本書，更是我思親家傳料理的呈現，我要把本書獻給在天上的媽媽；母親早逝，雖然她在我長子出生時曾幫我做過月子，但我常想，母親是如此聰慧的艱苦女性，如果她現在還在人世，我必能承歡膝下，與母親興致勃勃地討論書中要出現的常備菜與家傳料理，那會有多少精采智慧傳承於我，並因此嘉惠更多讀者？我常說：要珍惜與母親相處的每一刻！「感恩惜福」是母親留給我一輩子受用的話！

母親那一代的女性，過著顛沛流離的簡樸生活，但她在艱難生活中不放棄、不逃避，以其聰慧用心過生活，無論食、衣、住、行，總會想方設法度過，讓子女不致匱乏，但也因此弄壞了身體，中年之後遭受病痛的折磨；而現代的女性，可以說從小在父母呵護、物資充足下成長，要吃什麼都很容易取得，冰品、涼飲隨處可買到，要整夜吹冷氣、熬夜追劇，長輩雖勸說卻也不會真的阻止，其實這些都是讓身體濕寒的舉措！於是，從小到大，歷經青春期、成年期、妊娠期及更年期，很多婦科的煩惱與病痛隨之而來，發育不好、月經不調、不孕、囊腫、提早停經，到了更年期更是渾身不舒服，如果能在小女生一開始成長時施以正確的食養觀念（這也是我一直強調的從小「食

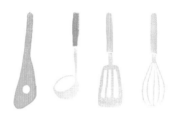

育」），全盤綜觀的思考，並按部就班地好好調養自己的身體，安然健康地
度過女性的四個關鍵時期，這是我的心願，也是本書之所以催生的由來。

如何讓女性非常重要、需要好好「護養」的卵巢、子宮保持一生「順暢」的
運作？要怎麼吃、如何烹調才能達到「正確食養」的目的？建議您在飲食中
充分理解自己的體質屬性，做全面性的評估，學習如何搭配「去濕養身」的
食物，且持之以恆，才能達到陰陽平衡、氣血通暢。此外，瞭解這些食物
本身的營養價值及如何補充，並輔以正確的低溫烹調方式，保留食物完整的
營養素，吃到食物的能量、而不是空熱量！才能幫助妳和自己的身體和睦相
處，發揮最大的效益。

我的兩個兒子陸續完成終身大事，第一個小孫兒也已經快滿兩歲，對於沒有
女兒的我，格外珍惜我的媳婦們，當然也希望我與好友們合著的這一本書能
幫助她們順利度過人生的各個階段，因此這本書也可說是我的傳家寶！

好好養生，是需要長時間累積正確觀念，同時身體力行、不斷學習的，我希
望所有的女性讀者都能和我一起，在忙碌生活之際，以兼顧健康與美味為目
的，安然度過女性的每個階段，活出自信、健康、充實的人生！

擺脫濕性纏綿，
養好一生健康

余雅雯

女性，在一個家庭及社會責任中，扮演極為重要的角色。

在不同時期，有不同的身分與生理特質，尤其從生理期來的第一天，身體的狀況會決定您排卵的品質、未來的生育能力，以及家庭事業兩頭燒時，是否有足夠的體力及智慧可以適應多重身分所帶來的壓力，甚至往後的更年期時，如何順利轉化空巢期的身心狀態⋯⋯每個階段的調適，也決定了一個家庭幸福與否。

影響身體健康的外界因素很多，有風、寒、暑、濕、燥、火等，中醫稱為「六淫」致病因素，其中，以臺灣海島型氣候特質，影響最大的就是濕邪，再加上滿街的冷飲店盛行，門診求助的女性中，不管是過敏、婦科、皮膚或腸胃的問題，大多數都是由濕氣惹的禍！

「濕性纏綿」，往往是干擾治療或自癒能力的一大殺手，養生的方法很多，而我認為最密切影響著身體，就是「吃」這項功課！西洋諺語說：You are what you eat.，您未來的身體與外觀狀況如何，就是您每一天吃進去的食物累積而成的。

診療疾病的同時，最常被詢問的：我的體質是什麼？我適合吃什麼食物？與其告誡患者，這個太寒不能吃，那個容易累積濕氣最好別碰，不如教給他們

詳細的食譜,最好這食譜,要簡單操作,引起大家 DIY 的動機,又要讓吃這
件事情,充滿藝術,成為每日的期待!

很開心多年前認識喻老師,她完成了我的理想。這幾年與她相處,見識到全
台各地珍貴的好食材,每次聽她如數家珍地介紹台灣好食物,彷彿展示自己
寶貝一般,這種熱情深深感染周圍的人,透過在地食材,彷彿也跟著體會季
節的變化,感受自己與大地的連結。

每次學習著喻老師極富巧思的料理,讚嘆食材在她手中,可以幻化得如此多
元,中西合併,而且兼具時尚感,深受女性大眾的歡迎;我想有了喻老師,
大家應該會愛上廚房!我們的理念一致,就是透過食的文化改變身體,「最
天然的藥局,就是廚房!」如何將美味與醫療,達到一加一大於二的成果,
就是我們最想要傳遞給讀者的食療文化!

食物是連結人們情感最重要的媒介,從採買食材、切菜備料到下廚,這一連
串活動,可以與自己對話、放鬆身心,是忙碌現代人所需要的。女人除了可
以透過飲食,好好照顧自己,而一家人的心,更可以藉此緊密連結在一起。

何不跟著我們,從今日起,從這本書開始,認識自己的體質,透過動手做各
種料理,重新照顧自己的身體,擺脫寒濕、濕邪,養好一生的健康!!

營養均衡，
女性食養的第一要務

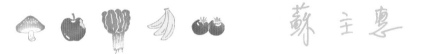 蘇主惠

每次與碧芳相聚，必然是快樂而有收穫的！我們的共通點很多：都是基督徒、都是「台灣新起點健康促進協會」的會員、飲食著重蔬食、熱愛學習、樂於助人、樂活環保。

有次我們一道出差探訪馬來西亞實行新起點原則的機構，兩人同住一間房，整晚交流話不停，談信仰、談健康、談人生，她侃侃而談最近發現「水雲」、「天貝」等好食材，上個月才又身體力行「輕斷食」，目前在研究「生酮飲食」……我這才發現，很多我聽起來帶點「新奇」、令人充滿興趣的名詞，透過碧芳的引介實際瞭解、認識，這也讓我知曉她是一位熱愛學習的人。

因此，當她提出合著一本對女性而言非常實用且富意義的書籍，我當然義不容辭地協助，因為我知道碧芳出書的目的是為了「榮神益人」，況且，如果能將正確的衛教與營養觀念提供給婦女朋友們，也是我所樂見的。

讀者可以發現：在這本書裡，不管是女性的哪一個階段，無論是中醫、西醫或自然醫學的觀點，都在在強調「均衡營養」這四個字，在烹調的過程中確實執行，我更建議再參考搭配新起點飲食原則 (NEWSTART)；再者，秉持不過度烹調、「去精取粗」、注重營養不流失的真食物「粗食」觀念，也是在飲食之前，需要調整心態去實行的。

出版這本書，是我們人生下半場的重要必修課題，且讓我們一起創造健康、喜樂的人生！

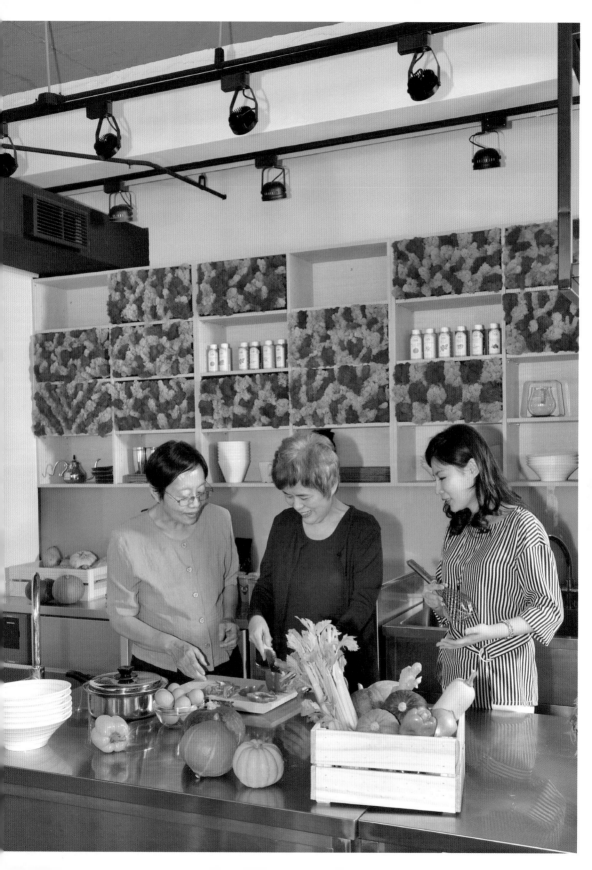

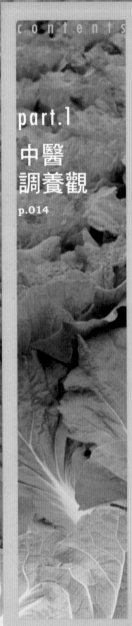

contents

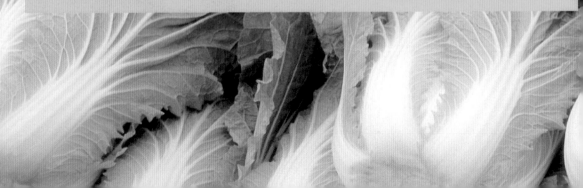

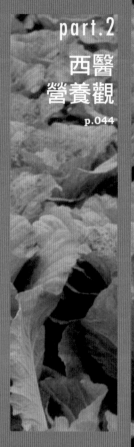

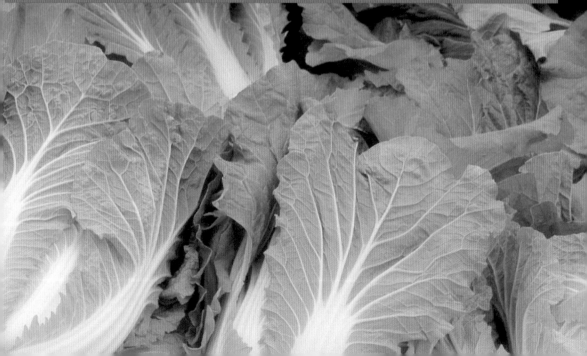

從去濕調理出發，以均衡營養為目的

part.3

好味食譜
輕鬆做

p.066

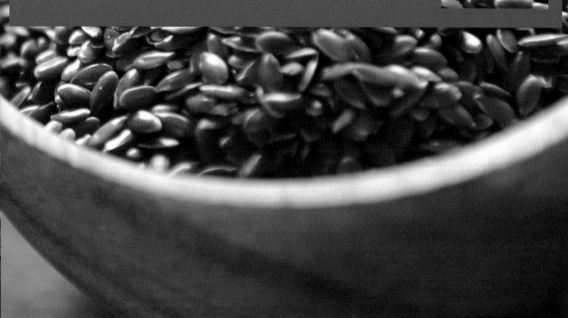

part3.4

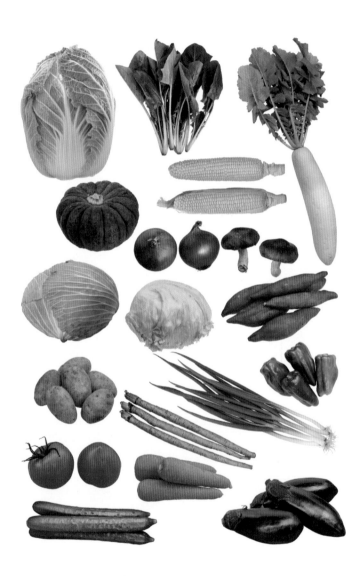

女人是水做的！
水與濕的平衡大戰

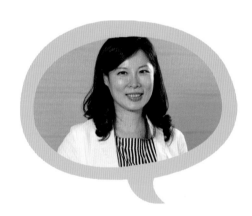

女人一輩子都和水、濕在拔河！
水，雖是維持生命及日常活動基本
元素，若太多水在體內排不出去，
就變成惱人的「濕邪」，最後引
發大小疾病，和女性糾纏一生！

寫在食養之前

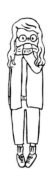

▶ 女人是水做的，其實人體結構中大部分都是水，水大約占體重的70%，因此，不只女人，水，可以說是人類生命之源。

水，是維持生命及日常活動的基本元素，有如河水在經絡渠道運行，若因種種病理因素，讓流速變緩，渠道便開始淤積，水流速度減緩，經年累月，慢慢變成死水，引發身體大小毛病。

台灣屬亞熱帶海島型氣候，環境本來就潮濕，陰晴不定的天氣，出門前還豔陽高照，走沒幾步路，隨即傾盆大雨，尤其夏天，最常見到此景，人也跟著疲憊、懶散、無力，只想躲進冷氣房裡貪涼，如此惡性循環，導致體內越來越多濕氣滯留。

◉ 水濕與代謝、環境的密切關係

電視廣告裡常聽見：「沒事多喝水，多喝水沒事」，雖是廣告詞，卻也讓人琅琅上口、印象深刻，但這個觀念是正確的嗎？飲水若過量，可是身體的代謝能力卻很差，水分排不出去，蓄積在體內，輕則水腫、消化不良，若長期積在體內排不出去，會導致很多慢性病，甚至會引發一些怪病發生！讓人感嘆：為什麼現代人的病那麼複雜、那麼難治？

以前只有生活在濕邪較重的中國四川、西南雲貴一帶的人們，才需要使用偏辣的食材與口味，來調篩體內的濕氣；而現在，不論南北，很多地方的人們體內都有濕氣，都需要靠吃辛辣來化解，於是大家本能地愛上了吃辣、吃重口味，這是環境、身體自然機制與飲食的相互關聯。

到底身體積累的濕怎麼來的？又是如何影響身體？導致哪些疾病產生？關乎女性的一生，妳一定要瞭解！

正常的水為「津液」，
不正常為「濕邪」

▶ 濕，表現在人的身上，可看到「重」、「濕」、「黏」、「濁」、
「胖」等五大特徵。

《黃帝內經》有一段醫經，描述人體水道的運行，《素問·經脈別
論》是這樣寫的：「飲入於胃，游溢精氣，上輸於脾，脾氣散精，上歸
於肺，通調水道，下輸膀胱，水精四布，五經并行。」

水液來源於飲食，是通過胃、脾以及大小腸等消化器官吸收而生
成。水液的代謝過程，通過肺的呼吸、皮膚的蒸發、臟腑的分泌排泄作
用(例如：排尿、排便)，把廢水或過剩的水排出體外；「肺主氣而通調
水道，下輸膀胱；脾為運行其津液以灌溉於全身內外；腎為水藏，主蒸
化，泌別清濁，司開闔而行水」，如要正常地調節體內水的平衡，其
中，最重要必須靠肺、脾、腎、膀胱等各個臟腑的正常生理功能協調運
作來維持。

中醫把人體內一切正常的水液，統稱為「津液」，包括汗液、唾
液、胃液、腸液、尿液等；而不正常的水，則被稱為「水濕」、「水
邪」或「濕邪」。

許多因為不當的生活習慣、不良的飲食習慣，或是疾病所造成的肺
氣虛、脾失健運、腎氣虛損、氣滯血瘀，都是造成濕邪的原因！例如：
不當的生活及飲食習慣，會造成身體的老化，也會讓體溫偏低，且血液
循環的速度就會變慢，使得飲食中的水分以及潮濕環境的濕氣侵入，人
體內的水分就不能很快被人體利用，因此而成為導致疾病的廢水。

千寒易除！一濕難去！
濕邪致病因子

任何疾病的產生，有來自大自然的影響，四季運行所產生的「風、寒、暑、濕、燥、火」，稱為「六淫之邪」，隨著節氣，有六種不同性質的致病因素；其中，濕邪是六淫中最難治療的，病程也拖延得最長，很不幸的是，「濕邪」，是台灣這種海島型氣候最常見的致病因素。

許多女孩子有氣虛的體質，臟腑的功能與動力低弱，身體的水分不能被正常代謝及排出，這些多餘的水分，連同代謝廢物的毒素，就會累積在體內，形成「濕邪」。

如果「濕」的量多，慢慢就會形成有形的水腫，一般人都可以觀察得到。而這些積存的多餘水分及毒素，會反過來阻礙身體的正常代謝運作，形成惡性循環。

濕邪也易與其他外邪相結合，然後侵害人體，而且濕邪簡直就像個口香糖，黏上了誰，就很難甩掉，造成病程拖久、纏綿難癒，尤其與「風邪」相合，變成「風濕」；與「寒氣」相合，變成「寒濕」；濕鬱悶久了，會化熱，形成「濕熱」、「痰濕」。

濕氣遇寒則成為「寒濕」，比如冬天，如果僅是氣候乾燥，就算氣溫低，我們也都還能接受；但如果又冷又下雨，就很難受了！這就是為什麼有旅行經驗的人，會覺得台灣的冬天比歐美下雪的冬天更令人難熬，就是因為台灣濕氣更重，傷害人體更為劇烈。

濕氣如果遇到熱邪，則成為「濕熱」，這又好像進入夏季的三溫暖，又熱又濕悶，讓人喘不過氣來，不如在戶外豔陽高照、氣候乾燥來得舒服。

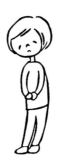

　　濕氣遇風則成為「風濕」，驅風很容易，但一旦成了風濕，就往往是慢性疾病，一時是治不好的；濕氣若在皮下，就形成肥胖，也是不好處理的健康問題。

◉ 濕性纏綿、重濁黏滯，症狀剖析

　　進一步分析濕的性質，以及導致的疾病種類，可以發現：濕性重濁黏滯，會遏抑人體正常氣血循環，身體有濕的患者，顯現出的症狀會非常多樣化，而所引起的疾病，從頭到腳、從裡到外都有。

　　濕為陰邪，會妨礙身體、氣血流動，最初只見輕微水腫、精神睏倦，就算是喝提神飲料還是感到疲累，使得代謝變慢，身體發胖、浮腫，漸漸的，濕邪長期停留在身體那個部位，就會有其症狀出現，例如停留在頭、面部，就容易昏沉，頭、面部如濕毛巾裏住般感到黏膩沉重，面部容易浮腫，有眼屎、耳屎這些分泌物。

　　若濕停留在呼吸道，就容易有鼻咽的分泌物，老是講不到幾句話就清喉嚨，或是鼻過敏、噴嚏、鼻水不停歇；濕留在皮膚，容易罹患濕疹、過敏、汗皰疹；停留在腸子，會脹氣、腸鳴、大便稀軟黏稠、食慾不振；停留在四肢，會造成肌肉痠痛、沉重無力。

　　若濕性往下流，容易下肢水腫、頻尿、白帶、泌尿道感染、月經不調，甚至子宮頸糜爛……濕性黏滯，病程遷延日久，經常反覆發作，非常困擾女性朋友。

Doctor's file.

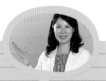

濕邪長期停留，小毛病變大病

門診最常聽到的女性抱怨：常見分泌物多，反覆感染有異味，月經期間會腹瀉，經血量不穩定，經期延後，經血色淡質稀，多囊性卵巢、肌瘤婦科腫瘤等等，這些可以說都是濕邪過度、氣血循環失調所惹的禍！

可別小看這些身體顯現的小毛病，濕邪長期停留在體內，時間久了，容易引發惱人的慢性疾病，像是脂肪肝、氣喘、三高疾病、糖尿病，究其原因，就是年輕時不當的生活習慣，又沒有重視慢慢浮現的警訊，進而好好對症治療，因此而留下的病源宿根，導致這些疾病纏身，即使經常打針吃藥，也是事倍功半！

◉ 內濕外也濕，氣候變遷的影響

　　濕邪，又分為「內濕」和「外濕」兩大類。內濕，是指內臟功能失調所產生的水濕之邪；外濕，則指接觸潮濕環境過多，而被濕氣入侵，例如自然界的雨水過多，水氣太盛，或淋雨涉水、久臥濕地，這些都屬於外界濕邪侵犯人體而引起多種病症。

　　更雪上加霜的是，一旦內濕與外來的濕氣引起「裡外相合」，就更加糾纏不清了，這也是為什麼濕氣重的人，一遇到陰雨天或梅雨季節，惱人的症狀就會一一浮現，纏綿難癒，令人困擾不已！尤其台灣身處亞熱帶海島型氣候，梅雨季節、長夏節氣，經常是又悶又濕！「外濕」引動「內濕」，因此展現一連串身心不舒服的症狀。

　　為了不讓「外濕」引動「內濕」，天然的氣候、節氣我們無法掌控，但自身居住工作的環境，還是可以做適當的選擇：建議買房子時要注意所處環境是否低濕？是否有良好的採光與通風？居家必須經常保持

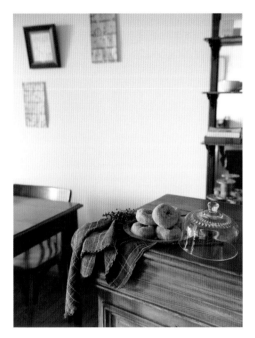

要擺脫濕邪，所居住的環境也要注意保持乾燥！良好採光與通風可幫助除濕，選擇防潮的木製家具也能加分。此外，準備除濕機也很重要，開除濕機減少屋內濕氣聚積，加強除濕！

乾燥，可選擇防潮的木製家具，或白天開除濕機除濕，以減少屋內水氣的累積。

◉水濕的中醫調理重點

　　東漢名醫張仲景所著的《金匱要略》提到：「腰以上腫，當發其汗；腰以下腫，當利其小便。」所以臨床上治療水腫，可先區分為上半身水腫或下半身水腫。

　　一般要用五苓散、四妙勇安湯、桂枝茯苓丸、血府逐瘀湯來達到清熱利濕、健脾溫腎以及活血化瘀等功用。若症狀更嚴重，屬心腎疾病者，則可以使用真武湯、通脈四逆湯、濟生腎氣湯。

　　中醫裡除了燥濕，還有利濕、化濕、滲濕等對付濕邪的方法，方法越多，就意味著「濕邪」這個敵人越狡猾，越難對付。

體質會說話，
什麼是體質？

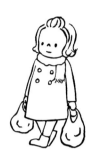

▶ 天氣帶來的濕氣我們難以掌控，但有些人不會受影響，有些人卻像個「人體氣象台」，外濕(濕氣)一重，全身大小毛病就來報到，這和個人體質有關。常聽到一個形容詞「體質影響」，每個人的「體質」不同，到底什麼是「體質」呢？

解釋「體質」，可以從兩方面來說明：一是先天具有，與生俱來的遺傳體質，與母體在懷孕時期的生活習慣有關，影響力約只占10%；另一個是後天影響，受到飲食與生活型態，以及所處的地理環境之影響，這意謂著妳如何生活將有90%決定性的影響！

◉一方土養一方人，啟發自癒力

「一方土養一方人」，本來東方人的基礎代謝率，相較於西方就已經偏低，體溫、代謝率都較低的情況下，不該再用西方的飲食(冰冷、高甜、高脂肪)來養護自己！此外，每個國家及地區的農作物產不同，就是因應當地人的體質所需，例如四川寒濕之地，盛產辣椒，以及其他麻辣料理所需的農作物，而地處熱帶的國家，多產瓜果、椰子等降火的瓜果。

從正常人，變成亞健康(疾病候選人)族群，變成罹患疾病的病人，這些患者，由其生活方式、飲食習慣，就有跡可循；可從身心、生活習慣去綜合分析、鑑別問題，解決之道也不是只有吃藥；適度休息，符合節氣生活方式與飲食內容，也占了養生很大比例。

換句話說，病人要負一半的責任！必須啟動身體原有的自癒能力！

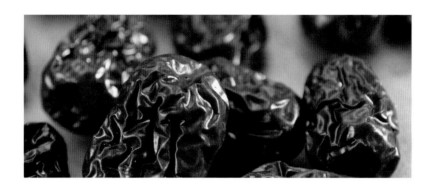

人體與天地相應,應該是主動積極加強身體的自癒能力,進而減少疾病的發生。

◉中醫理念,著重整體觀

中醫的理念著重整體治療,不侷限疾病本身!人體是以臟腑、經絡綜合而成的有機體,身體的內在環境(各臟腑器官,有不同生理功能)與外在環境(社會、自然界),應該是陰陽協調,相聯繫又互相制約的,因此,局部的婦科病理變化,其實是與整體功能失調有關。

女性的身體,不是見到子宮、卵巢有問題,就局部治療,而是整體觀;例如下視丘發出命令到腦下垂體、子宮、卵巢這個賀爾蒙軸,身體一旦受到不良習慣的刺激,會帶動整體賀爾蒙的影響,這些路徑,若是一些因素影響,就會在初期看到月經不調的問題,例如情緒壓力,也是容易造成脾腎兩傷,思慮多、憂思傷脾,恐懼傷腎,一忙碌煩憂即食慾不振……這些不但影響賀爾蒙,也都會造成「濕邪」停留體內,讓細胞病變,也因此形成一連串婦科以外的疾病產生。

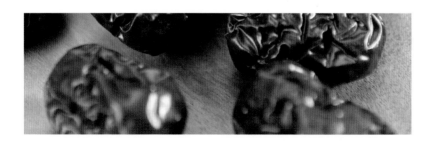

自我檢測體質，濕性體質大調查

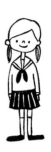

▶ 一般來説，屬於濕性體質的特徵多有以下表現：1.體內水分過剩2.浮腫3.口中發黏、舌苔多4.咳嗽多痰5.腹鳴或嘔氣6.經常下痢腹瀉7.下半身肥胖8.夜尿多9.全身沉重疲倦感10.身體腺體分泌物多。若妳有以上特徵，大致屬於濕性體質。

而濕性體質，又可進一步分為：痰濕、濕熱、寒濕三種。在台灣這種潮濕、高溫、多雨的亞熱帶海島型氣候，有著濕熱、痰濕體質的人，占絕大部分，而寒濕體質，則容易出現在冬季寒涼、體質虛弱或年老的女性身上。

1

test

痰濕
體質

⊕檢視項目

☐ 1.感到胸悶或腹部脹滿

☐ 2.身體沉重不輕鬆或不爽快

☐ 3.腹部肥滿鬆軟

☐ 4.額部油脂分泌多的現象

☐ 5.身上有異常囊腫或皮膚常長小疙瘩

☐ 6.嘴裡有黏黏的感覺

☐ 7.平時痰多，特別是感到咽喉部總有痰堵著

☐ 8.舌苔厚膩或有舌苔厚厚的感覺

#檢視結果

以上8項,若符合超過六項,屬於典型痰濕體質;若符合3~6項,屬輕微痰濕體質;若僅有2~3項,表示身體濕氣慢慢有轉變成痰濕的傾向。

#檢視分析

痰濕體質的人,是富貴病最喜歡找上的族群,也是我門診中常見的族群。多是高階主管,生活安逸的中老年人。喜歡吃精緻甜膩的食物,不愛運動愛睡覺。心寬體胖,是這類人最大特點,腹部鬆軟肥胖,呈現福泰體型。因「痰濕」妨礙陽氣的循環,所以痰濕的人四肢容易冰冷,精神也較萎靡,皮膚常有分泌物,像是出油、汗多、眼睛浮腫、眼屎多、容易睏倦。性格多屬溫和穩重、動作緩慢之人。

#易患病症

眩暈、痰飲(身體代謝排不出,堆積在體內的物質。)等。易患冠心病、高血壓、高脂血症、痛風、糖尿病等慢性疾病,以及子宮肌瘤、卵巢囊腫等婦科疾病。

#食養方式

飲食以清淡為原則,少食肥肉及甜、黏性(如糯米)、油膩食物;可多食五穀雜糧類(薏仁、紅豆、黑豆、燕麥)、蔬菜水果類(柑橘、柚子、檸檬、冬瓜、白蘿蔔、洋蔥、綠茶、海帶)、山楂、荷葉,肉類則選平涼性,像是海參、海蜇皮、鴨肉、蛤蠣。忌食:燒烤炸辣、甘甜、油膩、重口味、高熱量的食物。

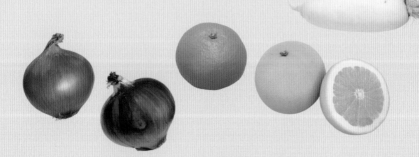

#檢視項目

- [ ] 1.面部或鼻部有油膩感或者油亮發光
- [ ] 2.臉上容易生痤瘡（痘）或皮膚容易生瘡癤
- [ ] 3.感到口苦或嘴裡有異味
- [ ] 4.大便黏滯不爽、有解不乾淨的感覺
- [ ] 5.小便時尿道有發熱感、尿色濃(深)
- [ ] 6.帶下色黃(有白帶分泌且顏色發黃)

#檢視結果

以上六項，若符合大於四項，屬於典型濕熱體質；若符合2-4項，表示身體濕氣開始有化熱傾向。

#檢視分析

大家在公共場所應該常見這樣的經驗：看到一個女孩，五官雖美麗，但臉部和鼻尖總是油光發亮，還易生粉刺，一開口就能聞到異味，這種，就是典型的濕熱體質。中醫門診中，這類體質的人一走進來，就可以聞到其身體、頭皮所散發出來的油垢味道；只要一天不洗頭，頭髮便有如油麵，貼在頭皮及額頭上，造型也會顯得邋遢！

問診中，顯現性格多急躁易怒，急著向醫師表達其不適、喋喋不休的抱怨，喜歡吃煎炸燒烤等食物，或嗜好菸酒的年輕人，生活壓力大的人，都是濕熱體質的主要族群，多見於學生和商界服務人員。仔細觀察他們的飲食，常吃熱量高、重口味的食物。這類人容易大便黏滯不爽，生殖系統反覆感染發炎、帶下多。

#易患病症

在悶熱的春夏之交，常見濕熱體質的人因皮膚病前來就診，身體常長各種疔瘡或毛囊發炎，有的從年輕長痘一直到40歲還在長痘，稱為「戰痘一族」。

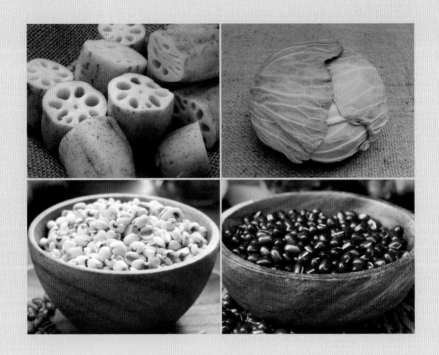

這種體質，痤瘡容易形成大膿皰型，或整個皮膚是泛紅過敏型，伴隨著口乾且苦，甚至合併有婦科感染，只要調整生活作息，杜絕燒烤炸辣食物的誘惑，就可以有效率的調節皮脂腺分泌，減低脂漏、過敏、痘痘的威脅。

＃食養方式

飲食需清淡，多吃甘寒、甘平的食物。五穀雜糧類可多吃綠豆、薏仁、蕎麥、紅豆、茯苓糕；蔬菜水果可食空心菜、高麗菜、芹菜、綠豆芽、黃瓜、冬瓜、蓮藕、西瓜、奇異果等。少食辛溫助熱的食物。應戒除菸、酒，且不要熬夜、過於勞累。盛夏暑濕較重的季節，需減少戶外活動。適合做大強度、大運動量的鍛鍊，比如中長程慢跑、游泳、爬山、各種球類、武術等。

3

test

寒濕
體質

#檢視項目

- ☐ 1.經常怕冷、手腳冰涼
- ☐ 2.常吃冷飲、瓜果類
- ☐ 3.面色暗沉蒼白，四肢容易水腫
- ☐ 4.大便常水瀉稀軟、消化不良
- ☐ 5.白帶偏多清稀
- ☐ 6.天氣冷常經痛、胃痛、腰膝痠軟

#檢視結果

以上六項，若符合大於四項，屬於典型寒濕陰寒體質；若符合2～4項，
表示身體開始有寒氣夾濕傾向。

#檢視分析

我的病人當中，經常有同一個辦公室部門，一群女孩在下班後直接「揪
團」來調理身體，從一進診間的望診看來，個個面容疲倦、暗沉且毫無
光彩，身體微微浮腫，年輕的外貌有著老人家的身體，關節肌肉經常這
裡痠、那裡痛的；尤其睡午覺時，常被嘲笑容易流口水，其實，這是身
體給妳的一大警訊！說明了身體內濕氣過重、腺體分泌異常！每當流行
性感冒盛行時，辦公室容易集體傳染感冒，遇到冬季又濕又冷的天氣，
女性職員們又常因為經痛請假，讓所屬部門的工作秩序大亂，但詭異的
是，她們的下午茶，總是愛一窩蜂地團購手搖飲料及網購甜食！

#易患病症

只要天氣一冷，就容易經痛，甚至排出血塊，寒凝久了容易罹患婦科腫
瘤，例如子宮肌瘤、卵巢囊腫、 乳房纖維囊腫，甚至有癌化的傾向；平
時排便偏軟，腸胃脹氣，性格方面也比較容易悲觀、憂鬱，提不起勁做
事情，如果工作中員工都是這樣的體質，整個企業公司的氛圍就容易死
氣沉沉，對生產力是一個大損失！

#食養方式

飲食方面需少膏粱厚味(重口味飲食)、生冷：五穀雜糧可吃米飯、糯米；蔬菜及調味料可選韭菜、蔥、薑、蒜、胡椒、生薑、老薑、薑黃、肉桂、花椒、茴香、丁香、芡實、黑芝麻、黑糖、桂圓、紅棗、荳蔻、紅茶；肉類可選羊肉、牛肉等性溫食材。

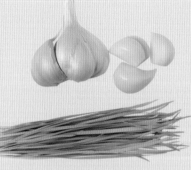

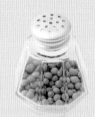

生活環境方面，建議適度運動，並以泡澡加強循環；環境要除濕，否則居住潮濕之地，就會像人整天泡在水裡，會感到不適，應避免居住低窪濕冷之地，並保持室內通風乾燥。

Doctor's file.

體質虛弱女與寒濕體質的因果關係

中醫認為：「虛則寒，寒則濕，濕則凝，凝則瘀堵，瘀堵則瘤癌。」體質虛弱的人，陽氣不振，難以祛除寒邪，進而濕氣侵襲，導致血液運行不暢。尤其是久坐在冷氣強的辦公室，懶得運動又愛吃冰冷飲料的族群，會出現虛寒、血瘀、寒濕等病因，譬如四肢冰冷、容易頻尿、腹脹軟便、咳嗽氣喘、過敏鼻炎、經痛、不孕、骨盆腔慢性發炎等症狀。

而怕冷的人，卻又愛吃麻辣鍋、零食、甜食，吃越多，越是妨礙脾臟的運作，越會增加體內的痰濕；而痰濕的病理產物，又妨礙五臟六腑氣血的運作，日子一久，身體更加虛弱！更甚者，造成細胞病變、婦科腫瘤的產生，這就形成不良飲食習慣→傷臟腑→衍生病理產物→疾病等環環相扣的惡性循環！這類寒濕體質若不積極改善，日久容易脾腎陽虛，造成自律神經失調、失眠、健忘、掉髮、耳鳴等未老先衰的現象，不容等閒視之！

part1.

中醫
調養觀

D o c t o r
Y u ' s
viewpoint

惱人婦科病，
原來是濕邪在作怪！

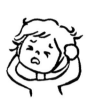

▶ 現代女性常見的幾個令人困擾的婦女病症，或是外型變胖，其實，跟「濕邪」有很大關聯！以下分別就肥胖(水腫)、月經不調(囊腫)、婦科感染(帶下)等症狀，一一說明致病原因及如何食養的方式。

肥胖

在減重門診中，常聽見有些女孩抱怨說道：「都已經吃得很像小鳥了，為什麼連喝水、呼吸空氣也會胖！」我給她們的治療方法，除了針灸、埋線、藥物調理，也會在局部肥胖處，以及背俞穴進行滑罐，而在拔罐時，經常看到水蒸氣殘留在罐中，這顯示這種體質的體內濕氣有多麼重！

這些人常有西洋梨形的身材，小腹顯得很脹，裡面是脂肪與水氣混在一起，肚子上的脂肪越來越多、「游泳圈」越來越大！一摸這些肥胖地帶，其皮膚一般都是涼涼的；體內濕邪多了也會阻礙陽氣，一旦缺少陽氣，身體本能地啟動「增多脂肪」的指令，這是為了「保溫」的作用，結果因此越胖越虛！越虛越胖！形成惡性循環！這就是所謂病理型肥胖。

病理型肥胖，又分為兩種證型：一是水腫氣虛型肥胖，另一種是痰瘀型肥胖。一般而言，單純水濕水腫的虛胖，比較容易調理，須去除水邪，並加強脾腎代謝的功能，如此短期之內，就能甩掉多餘的水氣和脂肪；但若放任不管，時間久了，就容易變成痰瘀、痰濁等代謝病理產物堆積過多，既要瘦身又要治療慢性疾病，要花費的精神與氣力、時間就更多了。

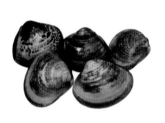
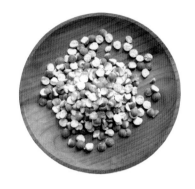

◉水腫氣虛型肥胖

☞日常外觀：看起來肌肉鬆軟、體型臃腫、四肢沉重，早上起來眼袋很重、面部浮腫，到傍晚小腿腫脹、穿鞋子變緊；尤其月經前後，由於水濕代謝，體重差異會變大的。

☞飲食生活習慣：嗜吃冰冷，長期不運動，有輕微貧血。平時胃口不好，吃東西易消化不良、易脹氣，大便呈現濕黏軟瀉，皮膚汗皰疹、濕疹多。

☞中藥調理：茯苓、白朮、黃耆、芡實、薏仁、生薑、玉米鬚等。

☞針灸刺激：陰陵泉、水分、足三里、脾俞、腎俞等穴道，或常用丹田灸薰臍，增加陽氣推動氣血循環。

☞平日膳食：薏仁、紅豆、冬瓜、蛤蠣、黑豆、山藥、蔥、薑以及五穀雜糧。

◉痰瘀型肥胖

☞日常外觀：肌肉較結實，經常頭暈昏沉，大便黏稠腥臭，白帶偏黃，泌尿道容易反覆感染，甚至出現生殖系統的腫瘤、肌瘤、囊腫。常咳嗽痰多，皮膚泛紅過敏，痤瘡、疔瘡多，血液循環差，四肢也較冰冷。

☞飲食生活習慣：嗜吃重口味、燒烤炸辣，常熬夜。

☞中藥調理：半夏、陳皮、決明子、栝蔞仁、山楂、荷葉、丹蔘。

☞針灸刺激：豐隆、帶脈、三陰交、太衝等穴道。

☞平日膳食：玫瑰、洛神花、白蘿蔔、蓮藕、山楂、陳皮。

☞ 食養之外，還可用哪些方式去濕？

1. 適當運動：運動提升基礎代謝率，排汗更是去濕重要機制；建議以溫和中低度運動為主，微出汗加強臟腑運作，讓濕氣從身體各孔道排出，不建議大量且爆發的強度運動，反而讓身體功能失調，心臟負荷太大。

2. SPA、三溫暖：適度進行 SPA、三溫暖等活動，可促進身體排汗達到去濕，但時間不宜過久，過度排汗造成脫水現象，有心血管疾病者不宜。

3. 足浴：春天足浴（泡腳）可昇陽固脫，夏天能祛暑濕，秋天可肺潤腸濡，冬天使丹田溫煦。四季足浴是促進血液循環、去除濕氣的好方法。雙足集中人體許多穴道，為第二顆心臟！有人夏季怕熱，不願泡澡，透過足浴，讓身體陽氣昇發，微微出汗，溫和達到排濕目的。

月經不調（囊腫）

女性最常經歷的月經不順，可分為兩種：寒濕血虛型與痰濁血瘀型。但不管何種証型，女性最怕血液循環不通的問題，中醫有句話：「血不利則為水」，意指不良的血液循環，在體內容易形成多餘的廢水。平時建議多做有氧運動、體操，須吃暖性食物，讓氣血通暢。月經前後避免吃高鹽、重鹹食物，以免攝取多餘的鈉，致使水分貯留在身體內。

◉寒濕血虛型

☞月經週期：易延後，經量少，顏色淡，拖很多天才會停。月經前後，容易腹瀉，且四肢容易水腫。

☞經痛症狀：綿綿、悶悶作痛，以熱敷或重按腹部，疼痛會改善；有的人在月經結束後，腹部仍舊隱隱作痛

☞日常外觀：常見到少動久坐，愛喝飲料的辦公族群；體力常不支，說話聲音細微，頭暈眼花，面色泛白，容易受到驚嚇；平時白帶多，質地清稀；下腹摸起來冰冰的，有重墜感。

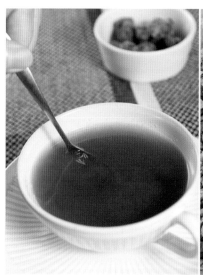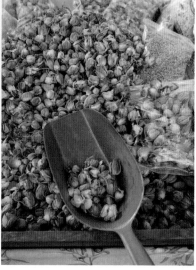

☞平日膳食：建議多補充優質蛋白質、鐵質、鈣質及溫陽活血的食材，譬如：牛肉、羊肉、紅鳳菜、桂圓、薑(薑粉或薑茶都可)、紅茶、黑糖、紅棗、熱可可、黑芝麻、肉桂等。

◉痰濁血瘀型

☞月經週期：週期不規律、不穩定。

☞經痛症狀：刺痛、劇痛為多；經血色澤偏暗，甚至有果凍般黏稠的血塊出現。月經前頭痛，胸部與小腹脹痛。骨盆腔慢性發炎，經血常有腐敗腥味。

☞日常外觀：面色暗沉，常見多毛、痤瘡多，過勞，氣血虛弱，新陳代謝低下，水濕貯留，痰瘀互結，甚至罹患多囊性卵巢；容易有卵巢水瘤，且水瘤會隨月經週期忽大忽小；這種水腫比肌瘤還好治療，只要把多餘的水分排掉，加上活血化瘀增強局部循環即可。建議定期接受針灸及艾草灸，以疏通經絡。

☞平日膳食：建議薑黃粉、丹蔘、玫瑰。

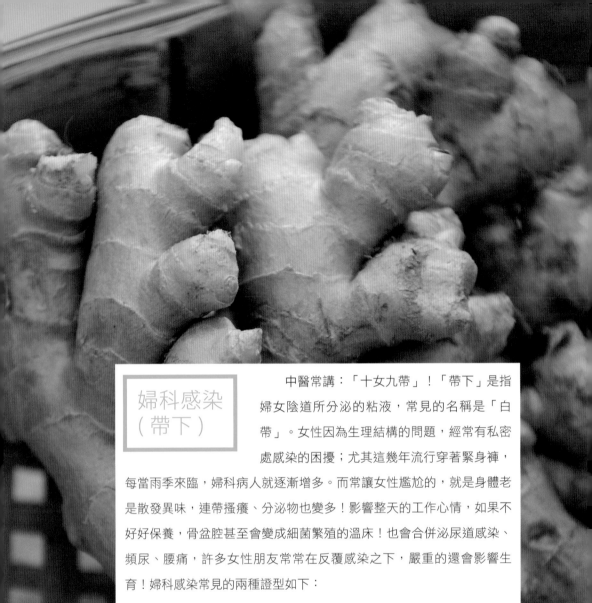

中醫常講：「十女九帶」！「帶下」是指婦女陰道所分泌的粘液，常見的名稱是「白帶」。女性因為生理結構的問題，經常有私密處感染的困擾；尤其這幾年流行穿著緊身褲，每當雨季來臨，婦科病人就逐漸增多。而常讓女性尷尬的，就是身體老是散發異味，連帶搔癢、分泌物也變多！影響整天的工作心情，如果不好好保養，骨盆腔甚至會變成細菌繁殖的溫床！也會合併泌尿道感染、頻尿、腰痛，許多女性朋友常常在反覆感染之下，嚴重的還會影響生育！婦科感染常見的兩種證型如下：

◉寒濕型帶下

☞日常外觀：身體虛冷，多半嗜吃冰冷食物，勞累，飲食不規律，喜歡穿著清涼，帶下如清水、量多，腰膝痠軟，常腹瀉，多半有經痛，四肢發冷現象，月經期間也容易出現血塊；雖然未有感染，但是常反覆發作，常有腥臭味，底褲經常濕濕的，也很令人困擾。

☞護養要點：平時注意下腹部保暖，建議常用吹風機溫暖下腹部及腰部的穴道，多泡足浴提昇基礎體溫。

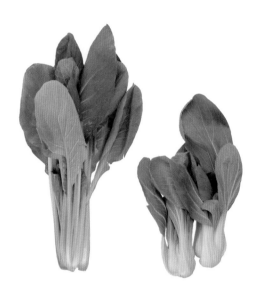
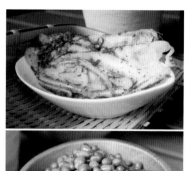
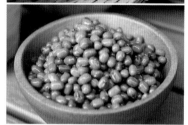

☞平日膳食：常使用溫暖的食材，例如老薑、荳蔻、茴香、黑糖、紅棗、羊肉、當歸等暖活身體；絕對要忌口生冷的瓜類、白菜及冰品。

◉濕熱型帶下

☞日常外觀：有些女孩在夏天總是「坐立難安」！其帶下顏色偏黃，腥臭味重，且搔癢難耐！嚴重者，顏色還會偏黃綠、帶有泡沫，甚至外陰部有疔瘡等出現；合併腰腹部疼痛、排尿澀痛，建議至婦產科做進一步檢查。常熬夜、工作繁忙，一開口就聞到口臭！嗜吃麻辣、甜食、油膩重口味食物，是俗稱「火氣大」的體質，因此身體各部位容易發炎，發炎久了細胞容易病變，易形成婦科腫瘤、骨盆腔沾黏、不孕等病況。

☞護養要點：避免在辦公桌面前久坐，保持骨盆腔良好的循環，四季都應該保持腰腹溫暖，建議常泡澡或利用吹風機熱薰肚臍周圍的穴道，應多運動，肚皮舞、瑜珈、慢跑等都有助骨盆腔活動，或藉由針灸刺激經絡；保持局部乾爽，儘量別使用不透氣的生理護墊，會讓細菌滋長。

☞平日膳食：建議清利濕熱的薏仁、綠豆、金銀花、白蘿蔔、青綠色蔬菜等。

呵護一生，養卵護子宮 Ａ 計畫

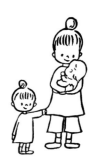

▶ 女性月經期時，卵從卵巢裡透過雌激素的刺激，讓卵逐漸長大，等到排卵期時，其中有一顆優勢卵泡會排出，其餘濾泡組織則形成黃體，維持子宮內膜厚度，直到兩週後，若此時沒有受孕，黃體素會下降，子宮內膜會崩落，形成下次月經來臨。

女性的養生，從來潮到閉經前，可以利用每個月周期性荷爾蒙的變化來好好調養；平時應盡量避免吃生冷、寒涼、辛辣、燥膩的食物，這些容易耗損精血；要適當地飲食一些溫潤、滋陰、溫養性食品；同時保持平衡愉快的心情，這些才是養護生殖系統的重要關鍵！

尤其利用月經週期四週中各個不同階段，有其特有的生理特點，此時如能掌握一些養生原則，就可以有效率地護養卵泡、顧護子宮，甚至還能兼顧美容、減重喔！

◉青春期小女孩，養脾胃、養腎氣

女性出生時，卵巢內有大約數萬個「卵原細胞」，到女生進入青春期時，下丘腦、垂體、性腺軸功能會迅速發育，並在腦垂體分泌的賀爾蒙刺激之下，卵原細胞開始成熟，先成為「卵泡」，再發育為「卵子」。終其一生，大約有400～500個卵子經歷成熟階段並排出。

青春期時，卵巢逐漸發育，並且分泌出愈來愈多的雌激素及孕激素，促使女性的生殖器官與乳房逐漸發育，並開始出現月經初潮；這個時期，卵巢的功能尚未完全發育成熟，月經週期會經常不規則。在這個階段，重點在於養脾胃、養腎氣！讓營養吸收有效率，如此才可以順利

「轉骨」，從女孩變成女人！

　　若因為吃太多冰冷食物，導致脾胃虛弱、濕氣不易排出，這個時候正值就學年齡的學生，就會經常皮膚過敏、精神不濟，且生殖系統血循不良，很容易從初經開始就有嚴重的經痛發生。

　　飲食建議暖性食材。早上7點至9點正值「胃經」當令之時，一定要吃高蛋白的早餐！以啟動一天所需的能量！倘若此時月經尚未來臨，只有第二性徵開始慢慢發育，則建議飲食需避免太過燥熱或富含賀爾蒙的食物。如果需要進補，也必須諮詢醫師，以免濫補過頭，形成性早熟，提早來月經而長不高！

◉ 熟齡及備孕期(月經週期保養) 散風寒、排水濕

☞月經期

　　月經期是女性最虛弱的時期，此時需要大量休息，這個階段常見消化不良、經痛、心情低落等症狀，可以用一些食療緩解，譬如經期容易感冒者，可多食用暖性的薑料理；薑可以宣散風寒、排水濕！薑片加黑糖、紅茶或紅豆，可溫暖子宮、排血塊、促進循環，而胡椒或香辛料等料理，可以暖脾胃、促進消化、疏肝理氣、舒緩肝氣鬱結的煩悶情緒。

☞月經完畢後一週

　　月經過後的一週，屬於「濾泡期」，女性賀爾蒙雌激素等大量分泌；雌激素與卵子的發育，以及皮膚保水度、乳腺的發育有關聯。

　　此時精神會特別好，代謝力也會跟著提升，可説是瘦身美容，以及培養卵子健康的絕佳黃金時刻！建議多食用養腎陰的藥材與食材，像是海參、何首烏、黑芝麻、枸杞、四物湯，或是富含雌激素的食材，例如：山藥、黃豆製品(豆漿)蜂蜜等，或補充膠原蛋白食物如豬蹄、雞腳、紅棗等。

　　卵的品質非常嬌嫩，周圍非常多津液滋潤它，建議平時少吃辛燥麻辣食物，這些可是會造成陰虛火燥的體質，卵泡會變乾癟，對養卵非常不利喔！

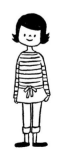

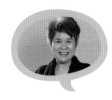

注意妊娠高血壓，喻姐的提醒

懷孕期間的飲食，要注意避免攝取過多鹽分、糖分及油；攝取過多鹽分，會造成身體水腫，不慎的話也會罹患妊娠高血壓；若孕婦疏於體重管理，體重增加過多，容易罹患妊娠糖尿病；而糖分攝取過多，體質酸化將鈣質排出體外，血液循環變差，容易便秘。

☞排卵期

這個階段的黃體素，會在雌激素之後大量分泌，而黃體素的出現，會為女性帶來身體與心理上的些許改變，例如：體溫升高、食慾大增，此時也會覺得發熱口乾，非常想吃冰冷食物；如果是想要預備受孕的女性，建議少碰冰冷食物，以減少體內寒濕環境的養成，讓排卵順利些。

太極中陰極必陽，人體也是一樣；對中醫來說，此時是腎陰轉腎陽的時期，是黃體期開始，更是受孕的黃金時期！可以用一些補腎陽及活血溫暖的好食材，蝦子、羊肉、韭菜、肉桂、薑等等，都很適合；這些食物可以刺激性賀爾蒙，讓排卵順利，幫助受孕！

☞生理期前一週

生理期前一週，女性的身體、皮膚及情緒狀況都較不穩定，而且食慾可能比較旺盛，情緒會變得容易焦躁不穩，且會特別想吃甜食，也因為黃體素增高，使體溫升高，皮膚容易冒痘痘，身體也容易水腫；此時可多選擇排水利尿的食物來消除水腫，譬如生薑、紅豆、薏仁等，並多補充高纖蔬菜好防止便秘，還需儘量保持心靈的平靜。

由於卵已排出，此時養生的重點，是維持子宮內膜的完整及厚度，讓子宮環境溫暖、血液循環良好，打造成胎兒受孕著床的孕養好環境。

(must know)

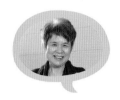

要不要坐月子，喻姐的分析

歐美女性並沒有產後坐月子的習俗，而我們東方女性，從阿嬤年代來看：過去婦女家務、農事勞動多，往往都不重視自己的營養。女性先天上體質就比較弱，營養又不夠，免疫力就差。因此我們老祖宗為了讓生產完的女性補充營養，流傳至今，成為坐月子的習俗，讓產婦藉機好好調養身體。

由於生產時耗損體力，易造成虛寒體質；所以坐月子忌生冷、辛辣食物，盡量選平性、溫性的食物，採溫和式進補，以營養均衡易消化的時食物為原則。

◉更年期，滋腎陰、提胃氣

　　更年期，是女性由生育年齡進入不能生育年齡的必經過程！在這段時間，女性卵巢內的卵泡逐漸耗盡，月經開始延遲、不規律，直到逐漸停止來經。

　　此時身體老化，代謝率降低，身體的代謝廢物、痰濕，容易堆積，形成三高體質；其中，更年期的婦女因為缺乏雌激素的保護，心血管方面的問題也會逐年提升。所以飲食上應避免高油、高糖，以免形成高血脂、高膽固醇的食物。

　　這個時期也常見失眠、潮熱、情緒不佳等困擾，飲食需盡量以涼潤滋腎陰的食物為主，例如：海參、山藥、黃豆製品、黑芝麻；要去痰濕和濕熱，則可以食用薏仁、白蘿蔔、蓮藕以及少量的薑，來提振胃氣；避免食用燥熱的辣椒、燒烤食物，以免潮紅嚴重，導致睡不著、失眠狀況出現。

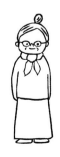

女性常見困擾 Q&A

Q1 從小到大，每次月經來潮時，總會伴隨經痛，該怎麼減緩疼痛？

A—如果居家時經痛來襲，可以試著用超商販售的暖暖包來熱敷小腹，或是用吹風機開熱風，吹小腹及後腰部位。這時泡一杯「黑糖薑紅茶」來喝，也能稍稍幫助減輕疼痛感(食譜詳見本書P087)。建議還是要找時間看醫師診斷經期疼痛的原因。

Q2 我是高中生，最近因為模擬考試，熬夜太多天，痘痘一一冒出來，煩死人了，有沒有什麼方法可以有效「治」痘？

A—可多加強洗臉(別用太刺激性洗面乳)，並建議停用太油膩的保養品，忌吃燒烤、炸、辣等刺激性食物。另外，可以用綠豆、甘草煮成茶飲，清涼解毒，不過要注意這類茶飲比較涼性，建議喝兩、三天即可，不要一直喝，同時經期中或孕婦應避免食用。若是嚴重的痤瘡，建議必須就醫徹底解決。

Q3 我的月經常常不準時，該怎麼調理？

A—有關月經早來或遲至的問題，引起的原因太多且複雜，建議應迅速就醫了解原因。若是一般壓力大所引起的賀爾蒙不平衡，可以用按摩、運動，及多喝玫瑰花茶來紓壓；若是體質寒冷引起，可吃本書食譜部分所示範的薑料理，並且多熱敷小腹。

Q4 由於中央空調緣故，辦公室冷氣總是太強，常常讓我吹到頭很痛，有沒有什麼方法可以解決？

A—建議披一條絲巾，可保護後頸部位，且頭部是陽性經絡通過的地

方，能夠的話，盡量戴一頂頭巾或帽子保護著；或是用條熱毛巾來熱敷後頸，再加上自我按摩頸部及頭皮部位，做些簡單的伸展運動，應該能舒緩一些頭痛。

Q5 我似乎是容易水腫的體質，早上起來臉部常常浮腫，該怎麼讓臉部浮腫消失？

A—如果知道自己容易浮腫，建議前一晚別喝太多水！浮腫時，可以用溫毛巾溫敷臉部，搭配按摩臉上穴道，讓血液循環更好；早晨起來先喝一杯薑茶暖胃、五臟六腑，也可以促進循環，減少浮腫現象。

Q6 工作累了一天，腿腫了一圈！鞋子穿不下！該怎麼辦？

A—現代女性因為工作關係經常久坐或久站，回到家發現腿腫腳踵十分困擾，此時可以選擇用泡腳的方式來舒緩、消腫(詳見本書P103泡腳方式)。在熱水中伸展腿部，並且按摩足底及小腿；按摩腿部要由足底向心臟方向推拿，或讓腿高舉高於心臟，讓腿部血液回流循環較好。飲食方面可以參考本書P025~029濕性體質及如何食養篇章。

Q7 我很愛吃冰、喝冰飲，但每次喝太多吃太多冰冷食物，總是伴隨腹痛、腹瀉，該怎麼辦？

A—如果只是單純吃冰喝冰飲導致腹痛，建議先用暖暖包或熱毛巾暖敷肚臍，也可以喝杯薑茶暖胃；通常腹瀉幾次後，身體就會自己修復了。但如果還有其他原因導致腹痛，建議先就醫，以免延誤診斷。

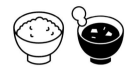

Q8 最近因為工作加班，作息十分不正常，我發現我的皮膚泛紅且過敏，該如何處理？

A—請先停用刺激保養品，可適當冷敷面部，適當飲用綠豆甘草水；避免吃到「發物」(是指容易引起舊病或加重新病的食物，例如芒果、荔枝、海鮮、堅果……有些人對這些食物過敏，就不宜吃)。建議過敏控制不了時，要迅速就醫。

Q9 我有鼻過敏、黑眼圈的問題，如何調理？

A—首先建議積極就醫治療過敏問題。此外，可用茶樹精油，灑幾滴在熱毛巾上，多嗅吸熱蒸氣，多揉擦鼻子周圍，以及多熱敷眼睛周圍，讓循環變好。若是「寒性過敏」(是指寒底體質，鼻水清稀，像水龍頭滴個不停，身體怕冷、骨節酸痛)，建議平時多食用薑料理暖腸胃(可參見本書各食譜)。

Q10 惱人的白帶分泌物過多，常常困擾我，如何減少？

A—即刻就醫找出原因。平時陰部應保持清潔乾爽；避免食用寒涼飲料；避免久坐，讓骨盆腔循環不佳。建議平時多吃去濕料理(詳見本書食譜部分)。

Q11 最近常常胃口不佳，吃不下飯，怎麼辦？

A—找出胃口不佳的原因，是心因性，還是胃部疾病所致。若一般消化液分泌不足，導致沒有食慾，可參考本書食譜部分多吃些薑料理，以刺

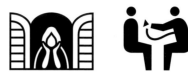

激胃酸，或喝一點加了薑汁的檸檬氣泡水來促進消化(食譜詳見本書P190)。

Q12 最近常常失眠、心情煩躁，睡不著的夜晚，即使數羊也沒用！漫漫長夜該如何才能安睡？

A—首先要找出失眠的原因，可能是心因性(心理因素)或是病理性，這一部分必須依賴醫療評估。若只是一般心神不寧的失眠，建議睡前可以「足浴」、「按摩頭皮」，讓手心搓足心(手心勞宮穴代表心包絡經，足心湧泉穴代表腎經，互相摩擦代表心腎相交，能夠安神；心代表火，腎代表水，心腎相交，水火既濟)，滴一些安神精油在枕頭邊，睡前半小時靜坐調息，屏除一切雜念。建議食用藥膳：天麻酸棗仁煲腱肉湯(食譜詳見本書P160)。

Q13 正值更年期，發現自己的皮膚又乾又癢，怎麼會這樣？如何防止？

A—女性年齡過了35歲後，身體明顯變化，皮膚的保水度就會日漸下降。建議多吃暖性的食材，讓血液循環變好，讓血液可以帶著營養並滋養肌膚；皮膚的乾燥處，除了擦保濕菁華液，最外層一定要擦一層油脂類(橄欖油或保濕乳液類)把水分鎖住。

註：本Q&A章節只提供居家養生、方便無害的臨時應急處理方法，這些問題最佳的解決方案，還是迅速就醫、找出原因。

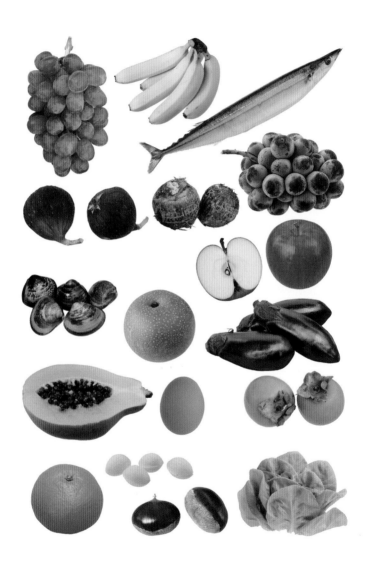

均衡！
女性四階段
營養關鍵字

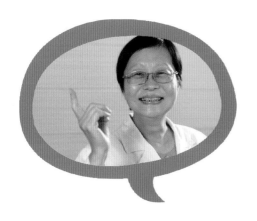

女性的一生，卵巢和子宮的護養非常重要！排卵和分泌雌激素及黃體素需要卵巢；子宮則賦有育養胎兒的重要功能，兩者的健全與否，與該攝取的營養是否均衡，有極大關聯！

青春正盛發育期，
蛋白質、鈣、鐵要補足！

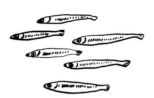

▶ 從小女生到女人的蛻變期，就是青春期。隨著第一次月經的到來(初經落在9歲到16歲均屬正常)，第二性徵(腋下長毛，胸部慢慢豐滿……)開始出現，具備生殖能力；因為雌激素的影響，皮下脂肪慢慢增厚，皮膚變得柔細，身材明顯變得日趨圓潤、凹凸有致，而在初次來潮的那段時期，身高與體重也會突然增加。女性的雌激素不僅影響外在，也在內部調節女性身體機能，像是月經的形成，也需要雌激素的幫忙。

小女生在出生的時候，體內的卵泡大約有1百多萬個，約莫10歲身體漸漸發育，卵巢開始分泌雌激素，此時身體變化出現第二性徵，卵泡也趨成熟開始排卵；若排卵週期不規律，連帶也會影響月經週期的紊亂，當然初來潮的前二、三年月經時有不穩，如果到了18歲快進入成年期時還是亂經，就必須讓婦科醫生仔細診斷，探求月事不穩的原因，看是否是讀書熬夜、考試壓力大，導致生活作息不正常，或是飲食不當亂吃影響內分泌。

◉蛋白質是子宮發育的指標

其實，小女生身處成長發育迅速的青春期，只要「吃得好、睡得好、多運動」，充分攝取足夠且均衡的營養，成長發育自然不成問題！

除了餐餐均衡營養，以下幾種營養必須要攝取足夠，第一種是**蛋白質**，青春期的女孩所需要最重要的營養，就是蛋白質，蛋白質是形成一切組織器官的基礎，攝取充不充足，決定未來身體發育得好不好！

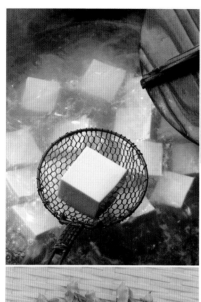
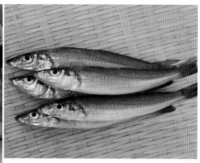
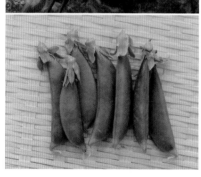
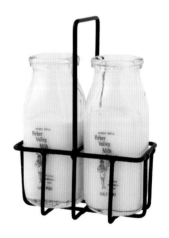

第二種是**鈣**,眾所周知,骨骼的成長需要大量的鈣,牙齒的健全也需要鈣,因此青春期的女孩應該充分攝取豆腐、小魚乾、黑芝麻、豆類等鈣質豐富的食物。一個人的骨骼密度紮不紮實,就看青春期是否充足補鈣,是否養成適當且規律的運動習慣!不過,令人擔憂的是,台灣的小孩人手一杯高糖、高鈉、高熱量的碳酸飲料或手搖杯,喝多了容易流失鈣質。加上3C產品的盛行,都成了低頭族,久坐身體活動又少,讓骨密度下降,身體的新陳代謝也會因此受到影響,造成內分泌失調,月經混亂,導致生育能力不佳,一環接一環,環環相扣,還是別讓小女生從小喝碳酸飲料、冰飲喝到上癮吧!而一直玩3C產品,久坐不活動,身體也會影響發育!

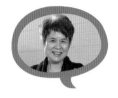

生理期是否能運動？喻姐的提醒

月經期間可以適度地做些輕微的運動，幫助促進青春期少女的血液循環，也會讓經血更加順利的排出！如果不是太過激烈，輕度的運動在生理期還是可以做的；況且規律的運動可以增加少女的骨質密度，對刺激骨骼成長也有助益。

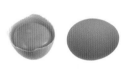 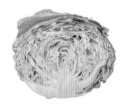 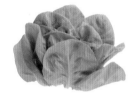

◉賀爾蒙失衡，狂冒青春痘

　　第三種是造血需要的**鐵質**，當然每個月經期流失的也需要補充回來，因此肝臟、蛋、肉類、紫菜、全穀類、堅果類及綠色蔬菜等富含鐵質食物要注意補充攝食。第四種是**維生素E**(又稱「生育醇」，這也是好的抗氧化劑，有保護身體、抗發炎的功能。

　　9歲到18歲，大概是女生青春期的階段。很多父母擔心的叛逆期，情緒不穩、很難搞定、脾氣古怪，也是這個階段常會發生的狀況，需要父母師長的耐心陪伴與溝通。其次，還有青春痘的問題；青春期因為身體內外劇烈的變化，賀爾蒙短期無法平衡，就會以「長痘痘」的形式表現出來，若是過了青春期還猛長「青春痘」，即為賀爾蒙失調，須看醫生解決病灶。

成年魅力抗氧化期，強力關注子宮卵巢

▶　18～45歲左右，是女性具備完善生育力與規律月經週期的成年期。大部分女性會在這個時期經歷戀愛、性生活、結婚、懷孕、生產、哺育等過程，也因此，穩定的生理表現，往往和前述過程是否順利，有著極大關聯。

在女性大約25～30年的排卵期，約略排卵約400～500次，每一次都是為懷孕做預備動作。一般來說，25歲是女性卵巢功能最佳的年齡，往後卵子品質逐漸衰退，到了差不多35歲開始衰退，有的人甚至會歷經月事不順、紊亂的煩惱，雌激素開始變化影響女性，逐漸進入變成熟女的更年期前期階段。

◉月經週期規律與否，影響未來受孕

月經週期時期子宮的黏內膜系統(包括血液、血管)會增厚，當沒受孕時因賀爾蒙下降子宮內膜剝落，就是月經，沒有受精的卵子便會隨之排出體外；月經一定要排乾淨，當子宮內膜沒有排出來容易形成子宮內膜異位(例如：巧克力囊腫、子宮肌腺瘤等)。

女性常常困擾，經期到底是來幾天才算正常？是3天？4天？還是一個禮拜？正常的月經週期大約3～5天就會排乾淨。女性正常月經週期，來潮時身體呈現低溫，排卵時是高溫，高溫狀態的溫度是穩定的，起伏不會太大，大概會有兩個禮拜的黃體期高溫期，沒有受孕就會有下一次的經期到來。月經週期紊亂，不是低溫期很長就是高溫期很短，有時候週期為20幾天，或僅隔10幾天就來，隔10幾天就來根本沒有排卵，這樣會影響到未來受孕。

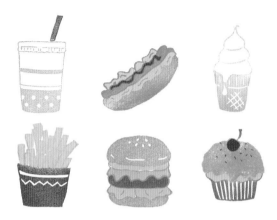

同時，月經期紊亂的女性，常會顯現以下表徵：臉上長滿痘痘，頭髮過油，經賀爾蒙測試顯示男性賀爾蒙過高、女性賀爾蒙過低，飲食喜歡吃高油、高糖分食物，不愛運動，常熬夜，生活起居不正常時，這樣就容易發生新陳代謝異常，引起內分泌失調，緊接著，連帶體型發胖等一連串連鎖效應，甚至罹患糖尿病。

◉知己知彼，認識子宮與卵巢等婦科疾病

☞子宮內膜異位

常見婦科疾病，症狀有經痛、性交疼痛、不孕。原本子宮內膜的組織卻生長於子宮外如巧克力囊腫、子宮肌腺症，導致骨盆腔疼痛與不孕的情況。

☞子宮肌瘤

婦科中最常見的良性腫瘤，會出現頻尿、排尿困難、經血過多、痛經(子宮抽筋)等症狀，生成原因不明，可能與基因遺傳有關，也有可能與賀爾蒙有關。治療肌瘤通常使用抗賀爾蒙藥，造成假性更年期，抗黃體素藥也可以讓肌瘤萎縮，但須注意不能長期使用、副作用大。至於肌瘤是否需要開刀，不是看其大小，而是評估是否影響生活品質，像是肌

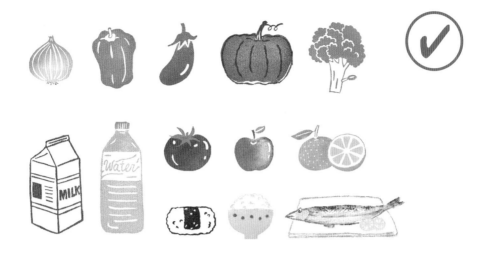

瘤壓迫了膀胱而造成頻尿、壓迫大腸造成便秘、腰痠背痛,而月經過多
也會造成生活品質不佳、引起貧血(要留意經期期間,若發生嚴重貧血
以及經血流量過多可能有腫瘤產生);若決定需要開刀應跟病人詳細討
論,評估年齡、是否生育、要不要拿掉子宮等。少數肌瘤會轉變成惡性
腫瘤。若沒有太大的影響,只需定期做追蹤觀察即可。

☞子宮頸癌

　　女性常見癌症死因之一。早期不太有明顯症狀,到晚期出現不正常
陰道出血、性交出血等不正常現象才被發覺,往往延誤治療契機。建議
女性應定期接受子宮頸抹片檢查及人類乳突病毒檢查。

☞陰道炎、白帶增多、外陰搔癢

　　每個女生或多或少都會有白帶,也就是陰道的分泌物,不過,若是
白帶的顏色不正常,也散發出噁心的異味,且分泌量增多,外陰部位有
嚴重搔癢感、灼熱、紅腫,有可能是陰道發炎。陰道炎又分為滴蟲性、
念珠菌與細菌性陰道炎;建議做好個人衛生,洗澡時不要過度清洗陰
部,穿著舒適、透氣且吸汗的棉質內褲、常常保持外陰部乾爽,並做好
安全且單一性伴侶的性行為。

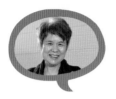

避免子宮肌瘤，喻姐的建議

造成子宮肌瘤生成的原因很多，我們可以從下面幾個層面著手，減少子宮肌瘤生成的機率：

1.不要攝食賀爾蒙含量較高的食物，像是蝦卵、魚卵、雞睪丸之類的食材。

2.遠離環境賀爾蒙：少用塑膠製品，農藥、重金屬污染食物亦必須避開。

3.維持正常體重：研究顯示，身材肥胖的女性，其女性賀爾蒙積在肥胖脂肪組織中較多，子宮肌瘤生成的機率較高。

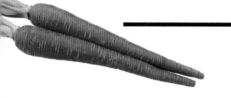

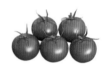

☞卵巢癌、卵巢早衰、多囊性卵巢

現代婦女的卵巢問題，最常見的是「卵巢早衰」：卵巢功能不彰、少經或閉經，且有疲倦、手腳冰冷、心悸、頭痛等症狀伴隨。而另一種「多囊性卵巢」的症狀多為月經不規則、多毛症，這也是不孕的主因之一。最嚴重的是卵巢癌，末期的死亡率達到七成五！是女性罹患的癌症中，死亡率最高的，而其復發機率也相當地高。初期常無症狀、偶爾肚子悶痛，一般人多誤認為腸胃不適，等到嚴重時才診斷為卵巢癌，為時晚已！

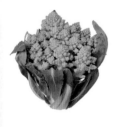

◉抗氧化！抗衰老！三劍客來幫忙

成年女性最大的挑戰，就是對抗衰老！防止老化！因此在飲食上，建議攝取均衡蔬果所含有的多種植化素(植化物)，像是茄紅素、白藜蘆醇、花青素、葉黃素等，來對抗身體大量產生的自由基，預防身體過度老化。

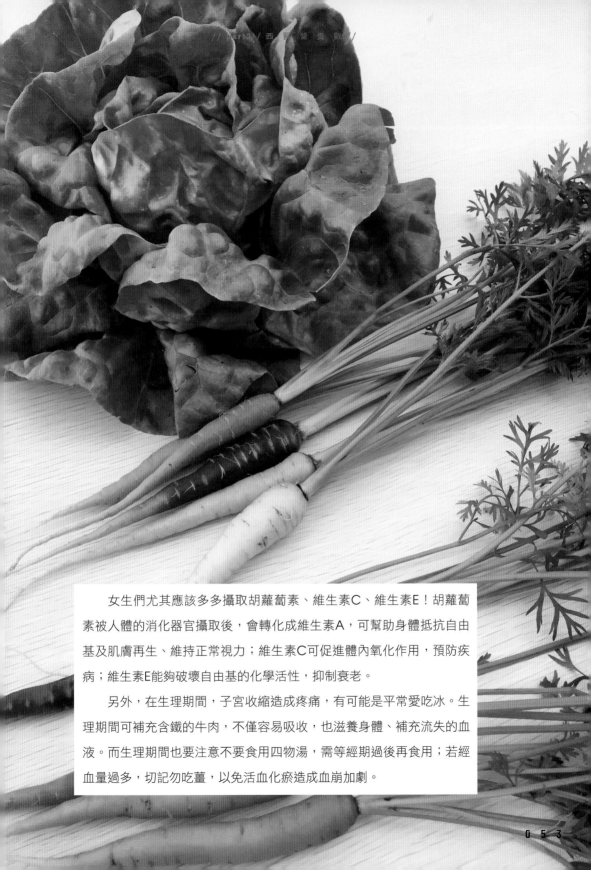

　　女生們尤其應該多多攝取胡蘿蔔素、維生素C、維生素E！胡蘿蔔素被人體的消化器官攝取後，會轉化成維生素A，可幫助身體抵抗自由基及肌膚再生、維持正常視力；維生素C可促進體內氧化作用，預防疾病；維生素E能夠破壞自由基的化學活性，抑制衰老。

　　另外，在生理期間，子宮收縮造成疼痛，有可能是平常愛吃冰。生理期間可補充含鐵的牛肉，不僅容易吸收，也滋養身體、補充流失的血液。而生理期間也要注意不要食用四物湯，需等經期過後再食用；若經血量過多，切記勿吃薑，以免活血化瘀造成血崩加劇。

備孕養卵妊娠養胎期，攝取必要營養素

▶ 從計畫懷孕的前半年開始，想懷孕的男性女性都要提早做準備！

女性的身體有兩個卵巢，左右各一，每個月只有一次月經週期(通常每個月只排一個卵)，建議懷孕前半年，開始調養自己的身體，補充葉酸，測量基礎體溫，觀察排卵周期，以利計畫懷孕，是最安全也最恰當的方式！

卵子的健康跟身體的均衡營養狀態、規律的生活起居息息相關；在營養不良、環境污染(裝潢用塗料黏著劑就對卵巢有不當影響)、環境賀爾蒙(空氣污染、水污染)、熬夜、久坐不運動的情況下，容易流產、早產，甚至不孕(指產生的卵子不健康以及多囊性卵巢)。

如果有過敏體質(皮膚過敏或鼻子過敏)，最好先將過敏狀況改善穩定，避免吃進致敏食物；備孕前半年開始不穿高跟鞋(有脊椎側彎的人更應避免)，以免影響懷孕；尤其要吃對均衡且營養的食物，為懷孕好體質打底；注意生活起居習慣的正常，夫妻雙方放鬆心情。

◉養胎三個時期注意要點

☞前期(1～3個月)

這段時期是胎兒器官的分化期，也就是胚胎生成各種器官的時期。準媽媽所攝取的營養素的量不用太多，若攝取過多，只會增加母體體重

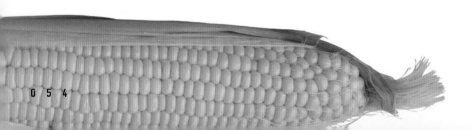

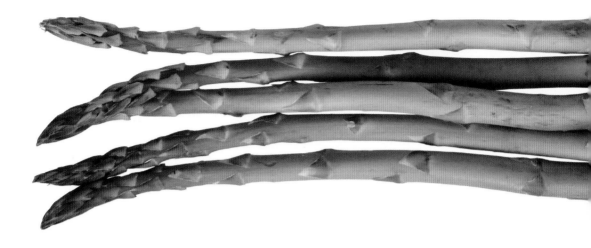

(此時期體重增加以1～3公斤為限)，但是種類要均衡且齊全，像是胎兒腦神經的發育必須補充足夠的葉酸(folic acid)；醫學研究發現，葉酸缺乏會造成胎兒神經管發育嚴重受損，太嚴重則無法存活，即使存活下來腦部發育也會出現極大問題。這個時期是非常重要的階段，胚胎分化成五臟六腑的過程，不能有任何毒素殘留。

很多人以為「孕吐」是每個孕婦必經過程，但其實這是賀爾蒙分泌影響的現象，並非所有的孕婦都會發生，而且大部分在懷孕3個月後會減輕。

☞中期(4～6個月)

這個時期準媽咪所攝取的營養素的量，必須要比一般成年人增加。要補充足夠的蛋白質及鈣質，讓胎兒發育迅速；另外補充卵磷脂、魚油、B群等胎兒腦神經細胞發育所需的原料，尤其此時期胎兒腦細胞發育會發展到近80%。

過程中絕對不能吃垃圾食物影響器官發育；也注意不要提重物，以免子宮下垂，造成早產。另外，因為本時期胎兒穩定成長，間接造成妊娠紋的產生，可於懷孕期補充大量蛋白質、膠原蛋白，做好修復的動作。孕婦在本時期胃口也會很好，必須控制體重，以增加3公斤為限。

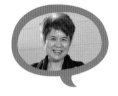

關於坐月子，喻姐的提醒

由於嬰兒產出後進入第 3 產程，此時胎盤會從子宮剝離產出，產婦流失血液加上內膜的剝落，就是所謂的惡露，為了讓子宮快速回復正常，產婦需增加補充蛋白質（肉魚豆蛋奶），除了讓子宮恢復到正常的機能，也避免日後出現子宮不正常出血的問題。在生產過程，因為腰部持續用力，可大量補充維生素 E，減少腰椎肌肉及關節的受損。此外，因嬰兒的腎臟還沒有發育完全，母體也未恢復正常，所以母親不要吃太鹹，只能酌量加一點點海鹽調味即可。

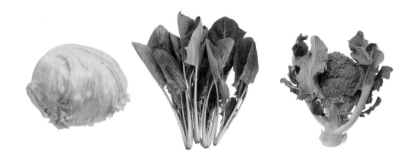

☞後期(7～9個月)

　　胎兒的所有黏膜系統像是呼吸道、腸道、胃等，會在本時期發育，器官也會在此時期長好，因此蛋白質需求量要非常大，補足蛋白質，讓小孩以後不易被感染，不易有腸胃炎，且能預防過敏。這個時期也要注重攝取鐵質，同時應避免引起過敏反應，以免日後生出過敏寶寶。建議此階段孕婦體重以不超過6公斤為宜；而在整個懷孕時期，準媽咪體重增加約10～12公斤，都算在合理範圍內。

熟女抗衰老更年期，
讓人又愛又恨的賀爾蒙

▶　關鍵的40歲之後，女性慢慢進入更年前期，在身體各方面的功能開始慢慢下降，這種現象首先以月經不順最常見，卵巢排卵的狀況會越來越少，月經會亂，其次是精神方面及身體層面的新陳代謝、心血管、骨骼等各個系統陸續受到影響，症狀漸漸由輕微的不適，到重度的功能障礙。有人説：更年期，是女性的「中年風暴」，如何安然度過？

　　女性約莫45歲開始進入更年期(更年期時間可達10～15年之久)，出現月經不規則、身體疲累、眼睛乾澀、脾氣暴躁、熱潮紅、盜汗等典型的更年期症狀，尤其是月經不規則，月經週期會逐漸拉長，變成2～3個月來一次，接著半年才來一次；如果連續一年未出現月經，即為「停經」。從有正常經期到完全停經，體內女性分泌的賀爾蒙濃度遽降，導致自律神經失調，因而產生上述熱潮紅等不適症狀。不過，因為每個女性體質不同，所出現的更年期症狀也不盡相同，有的人甚至不會感覺到這些不適，但會出現皮膚老化、皺紋變多，體型變胖等變化，更年期的症狀對女性而言，因人而異。

◉ 面對身體即將退化的對策

　　進入更年期的大齡熟女們，會面臨身體許多變化，還有伴隨而來的大腦、心血管、眼睛(視力)、骨質與關節的各種器官退化！

　　有沒有發現，進入更年期的女性記憶力退化並不慢！忘東忘西的記性，明明上一秒鐘還記得，下一秒鐘就忘記，令人困擾；研究顯示，腦細胞隨著年齡增長，加快其死亡速度！40歲的腦細胞比起20歲時，只剩

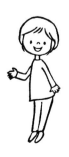

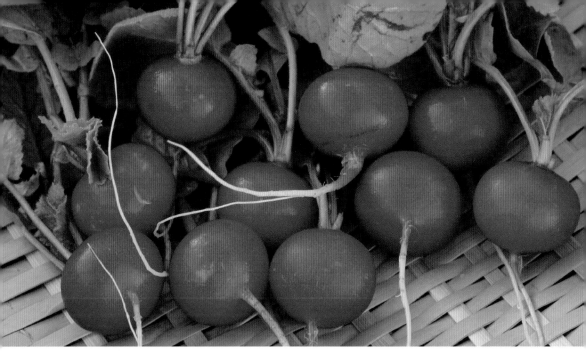

　　下一半還存活！因此，需要攝取可修護腦神經的卵磷脂，再加上規律的運動、均衡的蔬食，來促進血液循環，減少沈積壞膽固醇。

　　更年期因為女性賀爾蒙的減少與變化，內分泌逐漸影響身體代謝醣份與膽固醇的能力，造成三高——血壓高、血脂高、血糖高(膽固醇也高)的現象，尤其45～55歲屬於高危險群的中年人，同樣別忘記規律運動、均衡蔬食，才能增加血液循環，減少壞膽固醇的沉積；另外，補充魚油也可幫助清除血管粥狀沉積物，並且避免身體產生過多的自由基。

　　現代人眼睛整天盯著3C產品看個不停，尤其婦女朋友喜愛追劇，對眼睛造成很大的傷害！更年期的婦女要補充維生素A、花青素和葉黃素；看著3C約20～30分鐘，要讓眼睛充分休息，且不要在黑暗中看3C螢幕，導致視力急速惡化。

　　根據統計，更年期婦女最容易因跌倒而骨折的部位，是大腿骨、脊椎骨及腕骨。而骨質的流失，女性尤其到了50歲之後，因為賀爾蒙減少而加速流失，罹患骨質疏鬆症的比例是50%，很多婦女因為骨質疏鬆而嚴重骨折，在一年內死亡的比例也不少！預防之道是養成規律的運動好習慣，增加靈活度，並且補充維生素D；如何補充維生素D？建議每日

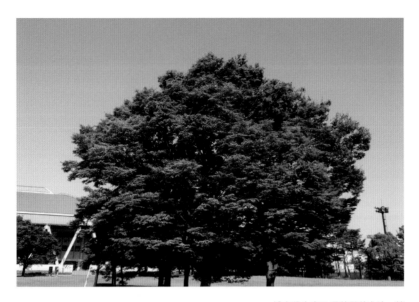

補充維生素 D 最簡單的方法，就是每天找機會在陽光下曬個 10 ～ 15 分鐘，幫助身體合成維生素 D。

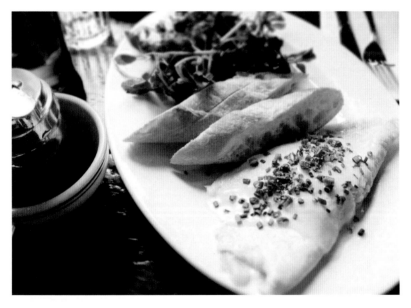

規律運動、均衡蔬食，能促進血液循環，減少壞膽固醇沉積。

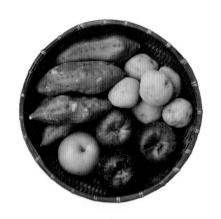

找機會在陽光下曬曬，可幫助身體合成維生素D(但因空氣汙染PM2.5增加，使得陽光中紫外線對皮膚製維生素D的作用減低，常使體內維生素D不足，而維生素D又是使鈣能進入骨頭的重要因素)。曬太陽，還有一個好處：可讓身體自然而然產生血清素(又被稱為「快樂素」)，晚上睡眠比較好睡。

此外，短期缺鈣，也會讓更年期女性神經痛、筋骨酸痛。如果妳睡覺時腳部經常抽筋、突然疼痛，可能是女性賀爾蒙及鈣質下降，若又沒運動，導致肌肉萎縮，造成壓力在關節、腳部產生疼痛。建議適當補充鈣質、維生素C與葡萄糖胺。

◉最高指導原則仍是均衡營養

面對更年期婦女的飲食，「均衡的營養」仍然是最高指導原則！富含鐵質、鈣質、蛋白質、葉酸、維生素A、B、C、E等營養素的食物，都需注意攝取；同時避免高糖、高鹽、多澱粉的食物；攝取高纖食物維持腸道健康；注意補充水分，養成良好排尿習慣(勿憋尿)。總之，增強骨質、注意有無貧血、強化體內抗氧化能力、安定煩躁的神經，是更年期階段必須好好護養的目標。

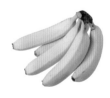

許多人更年期階段容易失眠、睡不好，可食用香蕉、黑芝麻與牛奶等天然安眠劑，又富含鈣、鐵，可改善抽筋與失眠症狀。此外，更年期除了身體慢慢走下坡，容易生氣、動怒也會影響生活品質，該試著不要為小事輕易發怒，試著放鬆心情，不輕易生氣，保持正面思維的修養。

(must know)

☞ 停經前後保養 10 招

1. 充足睡眠，11 點前入睡：維持良好的習慣，保持充足的睡眠，才能使身體達到最好的修復。

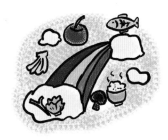

2. 採取彩虹飲食：攝取五顏六色的蔬果、膽固醇含量較少的魚類、多醣體含量豐富的菇蕈類，攝取均衡的營養。

3. 自覺症狀，定期健康檢查 (一年一次)：從生活習慣開始，注意自己在更年期間的症狀，並定期做健康檢查。

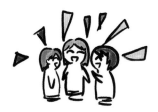

4. 多與親友互動：人際關係，可以讓我們的生活更加豐富，還可避免憂鬱症找上門。

5. 打理好外在形象：將外在形象打理好，展現自信，讓人看不出歲月的痕跡。

6. 好的香氛 (精油) 可以放鬆心情：好的香氛 (精油) 散發出來的香氣，有助放鬆身心，達到好眠效果。

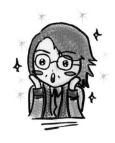

7. 體重太輕或太重都是警訊：停經後若有體重大增或大減的狀況，請盡快詢問醫生務必找出原因。

8. 多運動多走路，尤其訓練核心肌群，養成良好規律運動習慣：運動可以促進新陳代謝，活動身體的肌肉，訓練核心肌群除了讓子宮保持良好的彈性，同時還能維持好身材以及抗老，保持良好的心情。

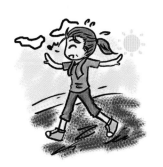

9. 適時冥想：讓自己的心平靜，想些快樂的事。

10. 找到自己有興趣的事物：透過興趣如畫畫、唱歌、寫作來抒壓，保持愉悅心情。

繪圖 / 黃郁筑

女性常見困擾 Q&A

Q114 我想讓正值青春期的女兒長高，除了補充鈣質，還需要額外補充什麼營養呢？

Ⓐ一要長高，最關鍵的要素是生長激素分泌得夠不夠。所以除了要均衡飲食，多補充鈣質、蛋白質以及維生素 E，這三種營養素是刺激生長激素分泌不可或缺的，另外加上充足的睡眠以及多運動，把握成長黃金期，長高非難事。

Q115 很多人說吃起士可以補充鈣質，是真的嗎？我可以讓成長中的女兒大量攝食嗎？

Ⓐ一起士的鈣含量雖高，但同時油脂含量也高，在攝取到高鈣的同時也攝取了高油脂，容易增加罹患心血管疾病的機會。因此，若需要補充鈣，建議可以從鈣片、九層塔、豆類食物，以及低脂牛奶當中攝取。

Q116 我有時會有貧血症狀發生，想請問有哪些食物，可以改善貧血的狀況？

Ⓐ一首先要先了解貧血的類型，才能對症下藥。日常生活中我們最常見的是缺鐵性貧血，避免貧血的方法，包括：多補充含鐵的食物(如菠菜、海藻，其他深色蔬菜)、促進鐵在身體裡被充分利用的維生素 C(如蘋果、芭樂等)，以及幫助造血的葉酸及維生素 B 群(如糙米、小米、豆類、堅果等)。如果是其他因素導致貧血發生，應儘速就醫，診斷找出貧血原因，加以治療。

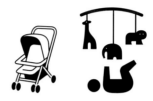

Q17 我是剛生完寶寶的新手媽媽,對於坐月子的餐食一知半解,我該如何準備?

A—首先要先瞭解自己的體質,量身打造屬於自己的坐月子餐,這點非常重要。大部分產婦在生產後的第一週,不宜大量進補,可用老薑、苦茶油等溫熱食材調理,可搭配生化湯,將生產過程中的惡露排乾淨,以利子宮順利回復到臟器的原位,幫助新陳代謝。

第二週以後,可用熱補的方式補充營養;幫助體內水分正常代謝。第三週即可開始積極補充營養,恢復體力,以營養均衡、易消化吸收的食物為主。另外,坐月子餐裡不可以做過多的調味,要知道媽媽吃什麼,吃母乳的寶寶就會跟著吃什麼,而剛出生的寶寶腎臟發育不完全,攝取過多的鈉,會造成寶寶腎的負擔。

Q18 請問素食(蔬食)者坐月子,要怎麼吃才好?

A—在從前的觀念裡,都是用麻油雞進補較多,但同時也攝取到了過多的油脂,導致熱量太高。根據產後婦女的體質,用素食藥膳可讓產後婦女陰陽調和,食物及藥材的偏性搭配則以清淡為宜。素食產婦建議要吃蛋、牛奶、菇蕈類這些天然不加工的食物為佳。啤酒酵母是素食者很重要的食品,含豐富的維生素、礦物質,尤其含有鈣、維生素B群及鋅等營養素,建議每天不要忘了至少要補充15g。

Q19 坐月子是否不可以吃生冷的食物？

A—女性在生產完後，身體較虛弱，新陳代謝也尚未恢復，因此最好避免在坐月子期間食用生冷、辛辣等刺激性的食物，避免二次傷害，請盡量選擇中性、溫性的食物，採溫和式進補，營養均衡、易消化的食物為原則。

Q20 我現在52歲，近來常常覺得口腔乾乾的，該如何預防中年人口腔乾燥的問題？

A—預防中年口乾舌燥最好的方法，就是多吃「酸」的食物；可刺激唾液腺不萎縮，同時可攝取異國風味美食，促進唾液的分泌，也是防止口乾一種很好的方式。

Q21 我是停經後但仍有子宮肌瘤的婦女，有人說有賀爾蒙的燕窩、山藥、蜂王乳、牛蒡……食物不宜吃，吃了肌瘤會變大，是真的嗎？

A—60%的停經女性，子宮肌瘤仍有可能從身體獲得養分，愈長愈大；有些醫師認為停經後賀爾蒙分泌減少，子宮肌瘤會萎縮，但已經存在的肌瘤，不可能憑空消失。目前並沒有文獻指出停經婦女完全不能吃山藥及豆漿，可把握「勿食過量」的簡單原則，例如：豆漿不要當開水喝，山藥不要天天吃。盡量吃看得到食物原形的真食物，避免加工過度的食物。此外，服用保健食品要謹慎，什麼食物和食品，可以吃和不可以吃，最好和妳的醫師詳細討論。

Q22 我即將進入更年期,如何從飲食上來改善更年期症狀的不適?

A—過去醫生常使用賀爾蒙替代療法,來改善更年期的不適症狀,但這幾十年來已有多項研究指出這樣的療法有罹癌、中風的風險;因此建議可在飲食上調整,選擇鈣含量多的食物(如:黑芝麻、昆布、豆干等)來穩定情緒,以及有助調節賀爾蒙的食物(如黃豆、山藥等),並且多運動,多曬太陽,切忌吃油炸類食物和飲用含糖飲料。

Q23 聽說進入更年期的婦女,十之八九都會發胖,是真的嗎?如何預防?

A—總的來說,女性會在以下幾個時期,容易發胖:一是青春期,二是懷孕妊娠期,三是停經前後更年期,為什麼會這樣?原因在於這三個時期都是女性賀爾蒙發生劇烈變化的時期,如果處在這三個時期而沒有謹慎控制飲食與注意身體代謝能力,身材就容易變形。尤其是進入更年期,女性體脂增多(即使是身材標準的女性,也會發現腹部脂肪變多),這時期也要小心避免罹患心血管疾病、糖尿病或是乳癌的發生。

如果想預防體重、體脂增加,在飲食上,第一要多注意攝取足夠的蛋白質。第二要補充可讓食物充分消化的纖維質。第三則是減糖、減醣;要知道高糖份、高熱量的食物,多隱身在米飯、饅頭、麵包、麵條、甜點等這類食物上,這些精緻的澱粉與碳水化合物,要早早減量,才能幫助妳維持窈窕的身材喔。

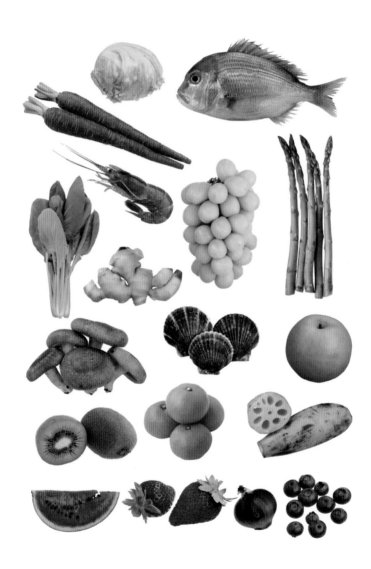

從去濕調理出發，
以均衡營養為目的

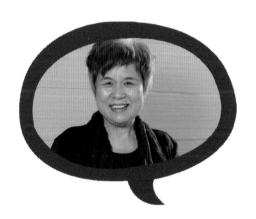

本書議題範圍涵蓋女性四階段，從食譜設計
開始就是傷腦筋的大工程；要顧到均衡營
養、去濕調理，加入常備菜多功能概念，還
要堅守我長期以來推廣「低溫烹調」的概
念，經過重重試做、篩選，去蕪存菁之後實
用與美味的食譜，希望讀者們會喜歡！

「低溫烹調」與去濕、均衡
的食養關係

如果把低溫烹調的多種料理方式，比喻成通往健康總站的列車，最重要的是妳必須想辦法拿到車票，最新的列車是「低溫烹調舒肥法」，妳搭上了嗎？

▶ 熟悉我的朋友都知道，只要講到「低溫烹調」，我是絕對有興趣學習、孜孜不倦的。最早寫作三本書極力推廣低溫烹調，從10多年前無人問津的貧土荒漠，到現今大家的認同，這些年我著實非常辛苦地默默耕耘，但也甘之如飴，因為經由推廣看到愈來愈多人，透過低溫烹調得到健康，這是我最欣慰的事。

◉ 善用低溫烹調工具，順利到達健康總站

很多人喜歡大火快炒的料理，認為這些菜又香又好吃！但其實以高溫方式烹調出來的料理，大部分營養都已流失，徒留空熱量，甚至還產生多種致癌物(根據醫學研究，不當的高溫烹調溫度會產生比吸菸還毒上二十倍的致癌物質)！而食物中的天然酵素被高溫破壞，變得難以消化，肝臟和胰臟就必須費更多力氣來製造更多酵素；而大量的毒素，也會迫使肝臟和腎臟更賣力解毒與排毒，長期下來，身體不堪負荷而罷工，許多疾病也就隨之而來。

簡單來說，「低溫烹調」是將烹調的溫度控制在120℃以下，如此不僅可以留住食物營養素，也不易經由高溫烹調產生油煙，煮的人放心，吃的人也安心。多年來靈活運用的低溫烹調方法有：生食(例如：生菜沙拉)、涼拌、醃漬、低溫風乾、蒸煮、汆燙、水炒、燉滷、油

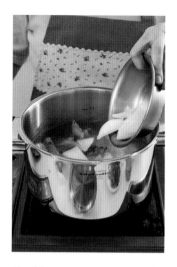

低溫烹調鍋具最好選擇多層構造鋼，導熱速度快、均溫特性，操作時不需大火，中小火烹調就能完整保留食物原味及營養，還很省能源，又環保。

(must know)

☞ **如何挑選好鍋？**

1. 需要養鍋的須考慮，有些廠商利用養鍋來去除製造過程中的重油污染，重油不是養鍋可以去除的。

2. 鍋身、鍋面拋光粗糙的不要買，易卡垢，粘鍋不好洗。

3. 鍋身、鍋耳是否牢靠，不牢靠容易造成燙傷。

4. 太輕、太薄的不考慮，易焦黑難洗。

5. 鍋具使用性高，需要小心照顧，怕摔破的不考慮。

6. 選材質不要只選不鏽鋼材料編號，更要選擇有信用及有保固品牌才是王道。

泡，以及最新流行的「低溫真空舒肥法」。不過，工欲善其事，必先利其器！在這本書裡，當你瞭解如何以中醫去濕觀念搭配西醫營養均衡原則，來照顧自己的身體健康，並透過「低溫烹調法」來烹飪你所吃的食物，此時，妳所選擇的烹調工具就變得十分重要！

　　以烹調用的鍋具來說，我會選擇多層構造鋼材、導熱快、均溫的鍋具，來協助低溫烹調料理。同時，我也關注最新流行的「低溫真空舒肥法」(如何以低溫烹調舒肥機烹飪佳餚，請參閱P108、116、130食譜)，以下用了一些篇幅介紹，請跟著我一起體驗低溫烹調的好處！

◉**席捲全球的低溫烹調舒肥法**

　　將食材密封在真空袋中，放進低溫烹調舒肥機(sous vide machine)內烹煮，全程需穩定維持在大約50～95℃的水溫。使用這種烹調法的目的是要讓食材均勻受熱，且要以真空袋密封(雞蛋除外)，不

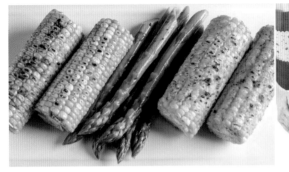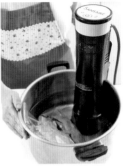

左：玉米與蘆筍等蔬菜經過舒肥機低溫烹調，更能保留完整的營養！（圖片提供／創旭 Sansaire
低溫烹調舒肥機）
右：雞胸肉的舒肥狀態。

同的食材搭配料理所需要的溫度，並且設定適當的時間以達到舒肥殺菌
的效果，已獲得科學家證實。

　　低溫烹調舒肥法在法國已有3、40年的時間，但在台灣是近3、4年
才開始流行。近年來，食安問題不斷，我們更要注意食物的來源，以及
烹調方式。

◉舒肥的溫度、時間是關鍵

☞肉類烹調(55～65℃)

1.厚切牛排(厚度至少三公分以上)：設定適當溫度與時間，舒肥機溫度
達到後，把食材放入鍋中開始舒肥，筋越多的牛排(如嫩肩牛排)能透過
舒肥低溫烹調法，輕鬆達到想要的熟度，及軟化難咬的筋。

2.白斬雞：肌紅素的結構，溫度越高，肉質會呈現灰白色，口感上會變
得比較老且乾澀。運用舒肥低溫烹調法，能夠讓肌纖維緩和漸進的凝結
與收縮，保留更多水分，經過長時間舒肥烹調，能使結締組織溶解，肉
質也會更軟嫩。

☞海鮮烹調(50～65℃)

　　魚肉的蛋白質纖維肌凝蛋白在50℃左右會開始凝結，60℃就會開始
變乾，所以料理魚肉最適當的溫度是55～60℃之間，這時的肉質變得比

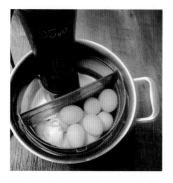

舒肥機正在低溫烹調溏心蛋。(圖片提供 / 創旭 Sansaire 低溫烹調舒肥機)

☞「舒肥」(sous vide) 的由來

舒肥 (sous vide) 在法文字面上的意義為真空儲存的過程,第一位將舒肥法運用在烹調上的,是法國廚師 Georges Pralus。他運用此法烹調鵝肝,不僅完整保持鵝肝的外型,減少油脂流失,組織口感也很好,才帶動「舒肥」廣為流行與推廣。

較結實,且保有水分。有些軟體海鮮如小卷、章魚,則需要提高溫度60～65℃。另外,要特別注意蛋白質分解脢活性強的海鮮如沙丁魚、蝦子、鮪魚等不適合使用低溫慢煮,容易使肉質變糊散掉。

☞蛋類烹調(60～70℃)

第一階段:蛋會在85℃的時候呈現軟嫩固態狀,運用舒肥法將蛋放入85℃的水中15分鐘,然後取出放涼。
第二階段:將蛋放入滾水中煮2分鐘。蛋白熟而不硬,蛋黃緩緩加熱。依照烹調溫度的不同,使蛋黃以不同的方式呈現。

☞蔬菜烹調(60℃～85℃)

蔬菜的料理較為單純,因為蔬菜並沒有肉類的結締組織以及蛋白質纖維,不需要特別去調控溫度。蔬菜在60℃的時候細胞膜就會受損,並且開始流失水分萎縮,我喜歡將紫洋蔥放進真空袋抽真空,運用低溫烹調舒肥保留完整的營養,能減緩蔬菜變色、不易氧化,還可以保留蔬菜原本的口感以及鮮甜。

總之,認識食材的特性很重要,找到該食材適合的烹調法,才能展現食材最佳狀態。本書特別運用低溫烹調舒肥的特性,做出幾道中式料理,強調不過度烹調,「低溫烹調舒肥法」也能保留食物最好的營養。

去濕第一好食材，
萬用的薑！

▶ 薑，原產於印度，學名為「Zingiberr officinale」。薑的運用，可追溯到2500年前，古印度已有人工種植的薑，在古老醫學系統「阿育吠陀Ayurveda」中被視作治療萬病的良藥。

薑的實用歷史潮流

古希臘人把薑當成解毒劑；中國相傳的《神農本草經》、《傷寒論》無不提及薑的好處及功效；3世紀時日本從中國引進薑的種植，但功效則是在平安時代(約西元984年)才被廣泛注意與運用；14世紀的倫敦曾爆發嚴重的鼠疫，國王亨利八世下令把薑混合在食物中拿給一般市民食用，有效阻止瘟疫蔓延，而廣為人知的「薑汁麵包」也因此誕生；15世紀的埃及醫者，更是盛讚薑能夠改善體內浮腫，幫助消化；18世紀的英國醫生發表研究生薑維生素C，可防止航海時水手們常罹患的壞血病。「薑」的熱潮持續2500年不褪，不管是傳統醫術、民俗療法或正統醫學，都可見到薑的身影，可見薑是多麼重要又好用的好食材！

溫暖身體，提高免疫力

最理想健康的人體體溫應在36.5～37℃之間！研究發現體溫下降1℃，不僅代謝會下降12%，免疫力更會下滑30%～40%，可想而知，若體溫低下的狀況不改善，輕則感冒好得慢、常過敏，嚴重則可能罹患憂鬱症及癌症(癌細胞最喜歡繁殖的體溫是35℃)。食用薑不僅能促進血液循環、溫暖身體，還能提高腎上腺素的分泌，促進大腦血流，讓人充滿元氣與幹勁，避免罹患憂鬱症，而體溫上升免疫力也會跟著提升。

您趕上最近吃薑熱潮了嗎？別以為現在才流行，其實，薑本就是烹調時佐味、提鮮的尋常之物；早在西元前二世紀，古代阿拉伯人就把薑從古印度引介給古希臘、羅馬人了；中醫理論也將薑視作一味多用途藥材！所以現在加入吃薑的行列，是「懷舊」、「復古」，剛剛好！

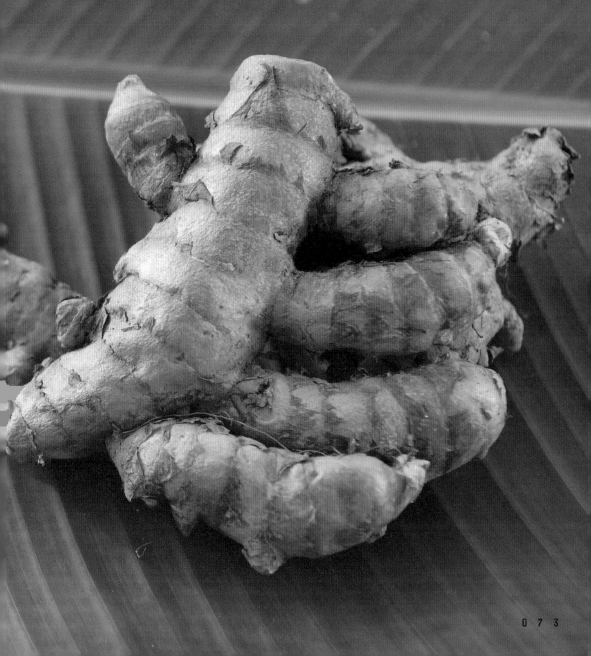

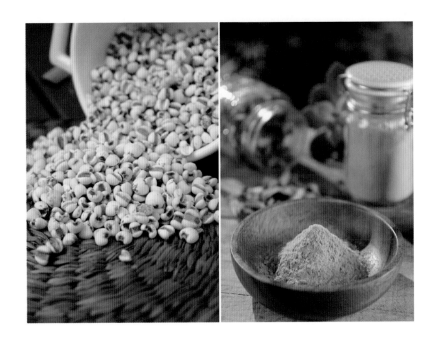

◉去濕消腫，改善過敏體質

　　若是問常見的去濕消腫食材是哪一個？十之八九會回答「薏仁」！薏仁的確有去濕功效，最常作為食補供人們食用。但您可知除了薏仁，薑也是一大去濕消腫的好食材！去濕是中醫調理養生中重要的一環，而薑的成分(薑辣素Gingerol、薑烯酚Shogaol)可透過擴張血管讓身體溫暖，並可以把體內濕氣排出體外，不僅可以達到消腫瘦身的效果，過敏體質也會因此有所改善。

◉不孕福音，食薑保性福

　　薑能提高男性精子的活動率，亦可改善女性生理期的不適問題。造成不孕症的原因很多，包括精子活性不足以及子宮過冷造成的「宮寒」。所謂的「宮寒」就是子宮因女性過食冷飲及冷食，使卵巢與子宮的功能不健全，透過薑的食補，調整夫妻的身體狀況，這也是為什麼醫生通常建議計畫懷孕之前，要先調養身體半年，有助於懷孕，並孕育出好教好帶的小寶寶。

(must know)

☞ **透過加熱、乾燥，
讓薑的暖身效果更佳**

薑的成分當中，含量較多的「薑辣素」
和含量較低的「薑烯酚」最能顯現薑的
功效！「薑辣素」是透過「促進血液循
環」方式提升體溫，而「薑烯酚」則是
因能促進體內脂肪與醣類燃燒而達到讓
體溫升高；生鮮的薑一旦經過加熱、蒸
烤或低溫風乾(乾燥)的方式來製成「乾
薑」，就能讓「薑烯酚」的含量大增，
讓暖身的效果更加顯著！

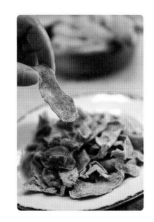

☞ **同中求異的胡椒、花椒**

胡椒和花椒不僅都是常用的調味料，也
都是性味辛熱，具溫補藥性，能溫中散
寒、除濕止痛的食材。但胡椒屬胡椒
科，花椒是芸香科，兩者截然不同，香
氣也不一樣！《本草綱目》記載花椒：
「其味辛而麻」，胡椒則為刺激性的濃
郁香氣。

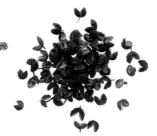

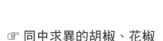

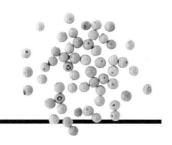

◉**通血阻血栓，預防阿茲海默症**

薑具有抗凝血的功用，可預防造成心肌梗塞的血栓，若
是搭配胡椒食用，更有助於心臟保養。此外，薑所含的
薑黃素，還具有抑制阿茲海默症病變物質生成的作用，
倘若是食用加了含有薑黃素的咖哩，將更能優化腦部血
流狀況，提高預防、改善失智症的功效。

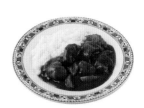

薑之家族，成員大集合

台灣最大宗種植薑的品種為「廣東薑」，也就是市面上常見的嫩薑、中薑以及老薑。那麼薑還有哪些親戚呢？讓我們來認識一下吧！

① 中薑
最常見的一種薑，種植期需 7～8 個月，食性為「溫」，辛辣程度不比老薑，但因取得容易，是日常料理的首選。

② 薑黃
南洋及印度料理中不可或缺的一員，除了增添風味外，薑黃含有薑黃素能抗氧化、抗發炎，促進代謝。

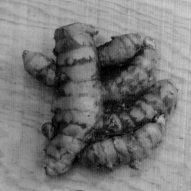

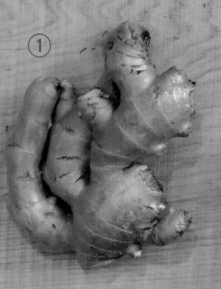

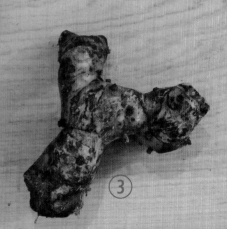

③ 南薑
《本草綱目》《神農本草經》等著名藥典將南薑列為藥材，具改善過敏性體質、消化不良的功效，東南亞國家及大陸廣東地區則用南薑來烹調入菜。

④ **竹薑**

又稱「竹節薑」、「本島薑」，外型較一般薑細小瘦長，纖維紮實，養分存在纖維中；嫩竹薑的辛辣與香氣比一般薑濃烈，多產於海拔 1000 公尺高山，種植不易，數量稀少，價格也偏高。

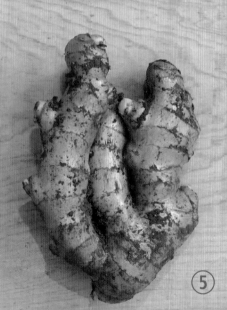

④

⑥ **嫩薑**

又稱「子(紫)薑」，肉嫩多汁，種植期最短，約 4-5 個月即可收成。纖維細嫩且辛辣味淡，性涼，用於食補可養胃醒肺，多用於製作醃漬品。

⑤

⑥

⑤ **老薑**

外皮粗糙水分較少，又稱「乾薑」，種植期最長需 8〜10 個月才能收成。老薑辛辣味強烈且食性為「熱」，是進補袪寒、暖胃潤肺的首選。老薑不採收留到隔年，與新生的子薑一併挖出，即為「薑母」。

烹調之前，
薑的準備調理技

去腥、增香、提鮮、佐味，是薑在烹調裡的主要功用，然而將薑切
製或調理成各種型態來入餐，也會讓成菜展現不同風味，一起來發
現箇中巧妙！

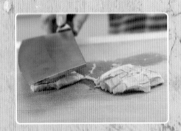

① 薑塊
薑經過刀背拍扁後放入鍋中煎製或湯
中熬煮，經過拍打產生的裂縫，能讓
薑本身的養分以及辛辣味滲入菜中，
這樣的處理大多用在藥膳食補，最典
型的是麻油雞及薑母鴨。

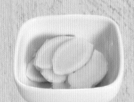

② 薑片
將嫩薑切成薄薄的薑片，醃漬後製成
美味的開胃小菜；老薑薑片則用來爆
香、去腥等等。早晨含一片風乾的薑
片，還能預防感冒，用途多多！

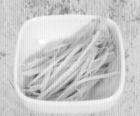

③ 薑絲
吃小籠包絕對少不了「薑絲＋醬油＋
醋」！先切片再切細絲的薑絲，除了
作為蘸醬或醬料的佐料，也可用於煮
湯、燒魚，去腥、提味。

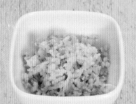

④ 薑末
薑絲切末成薑末，多用於拌炒佐味，
如炒肉絲、炒青菜等，也有用來調製
蘸醬，像是南部流行的「薑末醬油甘
草粉拌黑柿番茄」。

⑤ 薑泥

利用調理機或磨泥器把薑塊磨成泥，保留薑的纖維，多用於醬料調製，搭配海鮮及肉片沾食，用來製作薑糖風味極佳。

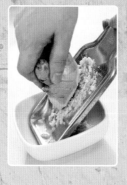
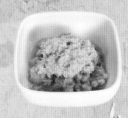

⑥ 薑汁

用紗布將薑泥包覆起來擠出汁液，就是薑汁；用於甜品及飲品的調製，也可作調味配料，如薑汁燒肉、薑汁汽水、薑汁豆花等。

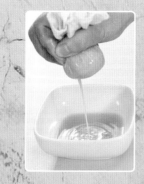
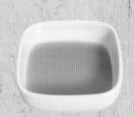
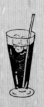

(must know)

☞ 薑的保存撇步 ▸ 適當的保存，才不會造成食材的浪費

❶．嫩薑：「冷藏保濕法」

概念與葉菜類的保存一樣，丟冰箱就對了！但嫩薑的表皮是活細胞，容易流失水分，所以保濕非常重要，嫩薑進冰箱前可以做以下處理：

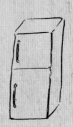

1. 包覆法：嫩薑洗淨後利用塑膠袋、紙袋、保鮮膜或錫箔紙包覆後再放冰箱冷藏。可保存一週左右。

2. 泡水法：把嫩薑洗淨後，用保鮮盒裝冷開水浸泡放冰箱，使用後剩餘的放回保鮮盒即可，一週換一次水，可保存約三週。

❷．中薑、老薑與其他薑類：「放著就好法」

中薑與老薑等成熟的薑，什麼都不怕就怕潮濕！所以買回來之後「一定要記得把薑從袋子裡拿出來」，並放在陰涼乾燥通風處放置保存，否則一旦受潮就會軟化、失去香氣，甚至發霉。約可在陽台放 1 個月。

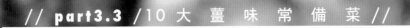

10 款最實用的薑味常備菜！

去濕 × 簡便 × 快速 × 美味

單身及家庭烹調必備

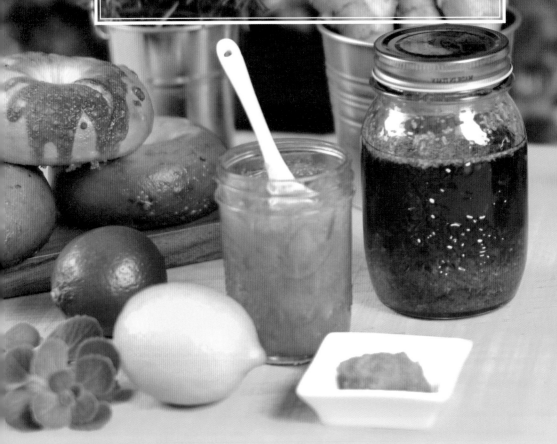

Ginger file.

薑對女性的好處那麼多，要怎麼把它納入日常烹調食物中，幫助我們去濕養腎？試試這 10 種最實用的薑味常備菜吧！直接享用或是擇一做為基底，加一點其他食材稍加變化烹調，就能調理出各種既兼顧食養、方便又美味的佳餚！

(must know)

☞ **製作之前注意要點**

1. 殺菌：保存的容器，一定要消毒、殺菌過後才能使用。

2. 冷卻：做好的常備菜必須徹底涼透，才能放入冰箱保存。

3. 舀取：舀取或分裝時，必須使用乾淨無水滴的筷子或湯匙。

4. 標注：容器外貼上製作日期與菜名，方便拿取及確認保存天數。

TOP-1

【萬用薑油】

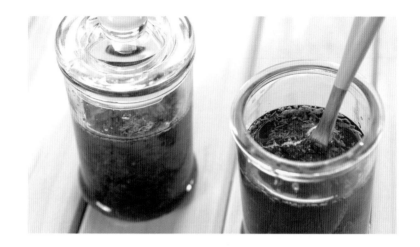

保存期限	冷藏 1 個月
料理時間	60 分鐘
難易程度	★★★
適合階段	青春期、成年期、妊娠期

萬用薑油，是烹調的最佳代打，沒有頭緒時，炒蔬菜加一點，涼拌菜也適宜，淋在飯上、拌在麵裡，都是好滋味！

⊙ 材料
有機竹薑⋯⋯⋯150g
低溫苦茶油⋯⋯250g

⊙ 調味料
海鹽⋯⋯⋯⋯⋯1 小匙
香菇粉⋯⋯⋯⋯1 小匙
黑芝麻油⋯⋯⋯3 大匙

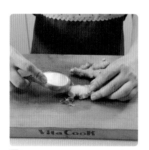

1

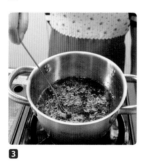

3

⊙ 做法
1. 有機竹薑洗淨，擦乾水分，以湯匙輕輕刮去外皮。

2. 接著放入調理機內攪打成泥狀，放入滷包布袋並擠出薑汁，薑渣備用。

3. 取小湯鍋，薑渣先乾煸，再倒入苦茶油，開中火，持續不斷拌炒至薑渣呈現金黃色。

4. 續入海鹽、香菇粉拌炒至香味溢出，熄火後加黑芝麻油提香拌勻，放涼後盛入消毒殺菌好的罐中，加蓋放冰箱冷藏保存即可。

喻姐說

☞ 除了用調理機製作薑泥，也可用磨泥板（參見 P079 薑之料理密技）；做法 2 擠出的薑汁，可用來煮薑母茶、做薑汁餅乾，不浪費！

古早味桂圓蛋

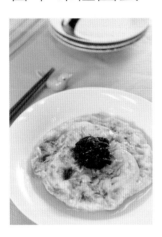

◉ 材料
桂圓肉‧‧‧‧‧‧‧‧50g
土雞蛋‧‧‧‧‧‧‧‧2 個

◉ 調味料
萬用薑油‧‧‧‧‧‧2 大匙
米酒頭‧‧‧‧‧‧‧‧1 小匙

◉ 做法
1. 取一平底鍋,放入萬用薑油,開小火將桂圓肉略煎一下,盛出備用。

2. 打入 2 個蛋,以中小火煎成荷包蛋。

3. 做法 1 加入做法 2 中心處,並淋上少許米酒頭即可享用。

薑油菜飯

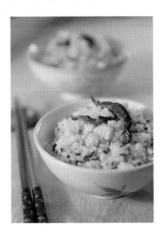

◉ 材料
青江菜‧‧‧‧‧‧‧‧60g
香菇‧‧‧‧‧‧‧‧‧‧10g
發芽米飯‧‧‧‧‧‧‧1 碗

◉ 調味料
萬用薑油‧‧‧‧‧‧‧2 大匙

◉ 做法
1. 青江菜洗淨後瀝乾水分切細;香菇切絲備用。

2. 鍋子倒入萬用薑油,以中火炒香青江菜、香菇絲,撥移至旁邊。

3. 原鍋入發芽米飯炒勻,再將旁邊的菜料移至鍋中拌勻即可。

余中醫
師說

☞ 古早味桂圓蛋 ▸ 適合生理期暖子宮排污血,也適合坐月子。冬天手腳冰冷睡不好,桂圓可安神、養血、助眠,雞蛋富含卵磷脂可修復腦神經,補養氣血、促進血液循環。更年期易燥熱,不宜食用。

☞ 薑油菜飯 ▸ 薑油菜飯補胃氣,適合脾胃虛弱、易水腫女性;也適宜月經期、懷孕期去水腫。對於寒濕困脾胃、腹瀉食慾不開的人,可幫助增加食慾。

TOP-2

家常薑醋

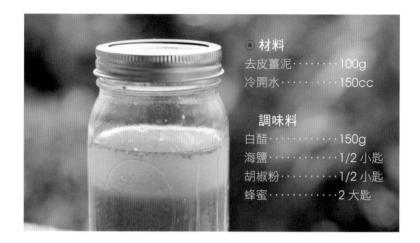

● 材料
去皮薑泥‧‧‧‧‧‧‧100g
冷開水‧‧‧‧‧‧‧‧‧150cc

● 調味料
白醋‧‧‧‧‧‧‧‧‧‧150g
海鹽‧‧‧‧‧‧‧‧‧1/2 小匙
胡椒粉‧‧‧‧‧‧‧‧1/2 小匙
蜂蜜‧‧‧‧‧‧‧‧‧2 大匙

保存期限	冷藏 1 個月
料理時間	15 分鐘 (浸漬需一晚)
難易程度	★★
適合階段	青春期、成年期、妊娠期、更年期

薑醋適合胃寒女性疏肝理氣、增加腸胃元氣、改善虛寒貧血，助消化、防衰老。不僅直接可作蘸醬，拿來入菜像是「薑絲炒大腸」也很不錯！

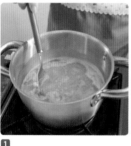 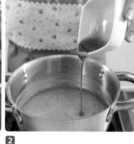 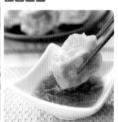

plus

1 2

◉ 做法
1. 將去皮薑泥、白醋、海鹽、胡椒粉及冷開水放入小鍋中，轉小火煮至滾。

2. 做法 1 靜置冷卻，加蜂蜜浸漬一晚，即可盛入消毒殺菌好的罐中，加蓋放冰箱冷藏保存即可。

⊕ PLUS.
也可以做餃子蘸醬
只要將家常薑醋加上一點醬油、香油、紅辣椒末、嫩薑絲混合在一起，就是吃水餃的最佳涼伴！

 余中醫師說

☞ 薑醋對產婦早日復原有幫助：祛風散寒、活血去瘀、幫助子宮收縮。「薑醋蛋」、「薑醋豬腳」都是產後很好的食療，也能補鈣、增奶。

五彩番茄薑醋沙拉

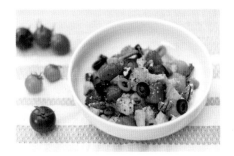

◉ **材料**

迷你五彩小番茄‥150g
黑橄欖‥‥‥‥‥‥3 顆
酪梨‥‥‥‥‥‥‥1/2 個
低溫烘烤核桃‥‥‥20g

◉ **調味料**

家常薑醋‥‥‥‥‥2 大匙
海鹽‥‥‥‥‥‥‥1/2 小匙
現磨胡椒粉‥‥‥‥少許
堅果油‥‥‥‥‥‥2 大匙
義大利香料‥‥‥‥1 小匙

◉ **做法**

1. 小番茄去蒂頭，入滾水鍋汆燙後立即撈出泡冰水，剝去外皮。

2. 黑橄欖切片；酪梨去皮、籽，切小丁；核桃剝小塊備用。

3. 取一容器，將所有材料放入拌勻後冷藏，欲食用時取出享用。

喻姐說

☞ 做法 1 的小番茄須汆燙至浮起，立即撈起、泡冰水，剝掉皺起的番茄外皮。沙拉從冰箱取出時最好吃，但寒涼體質的人可回溫至少 15 分鐘再享用。

薑醋蓮藕

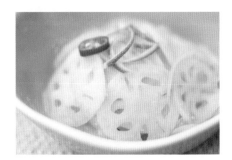

◉ **材料**

蓮藕‥‥‥‥‥‥‥100g
家常薑醋‥‥‥‥‥2 大匙
黃檸檬‥‥‥‥‥‥1/4 顆
綠檸檬‥‥‥‥‥‥1/4 顆

◉ **調味料**

二砂糖‥‥‥‥‥‥2 小匙
醬油‥‥‥‥‥‥‥1 大匙

◉ **做法**

1. 蓮藕洗淨削皮切薄片，泡在醋水裡，取出瀝乾水分；黃檸檬、綠檸檬分別切下外皮，切細絲。

2. 煮一鍋滾水，放入蓮藕片汆燙約 5 分鐘，撈出瀝乾水分。

3. 取一容器，放入蓮藕片、薑醋、二砂糖、醬油拌勻，撒上黃、綠檸檬皮絲即可。

蘇醫師說

☞ 蓮藕是營養價值非常高的食物，在根莖類食物當中，蓮藕的含鐵量較高，對於缺鐵性貧血有助益。也適合高血壓及糖尿病患食用。

TOP-3

【百搭薑粉】

保存期限	冷藏 3 個月
料理時間	15 分鐘（需風乾 12 小時）
難易程度	★★★
適合階段	青春期、成年期、妊娠期

將低溫風乾的薑片磨成百搭薑粉，方便料理與攜帶，在每天的飲食中加入一些，無論是湯、飲品、飯、菜或是麵類，都能幫助身體發汗去濕。

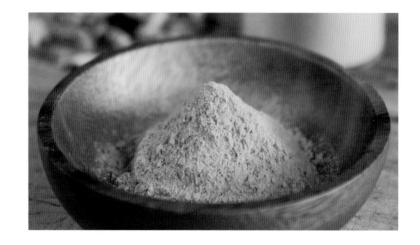

◉ **材料**

老薑‥‥‥‥‥‥200g

◉ **做法**

1. 將老薑泡水，外皮上的髒汙之處洗淨，擦乾，切成約 0.2 公分的薄片。

2. 一片片排入低溫風乾機中，以 52℃ 低溫風乾約 12 小時，成為乾薑片。

3. 以調理機將風乾好的乾薑片，磨成薑粉、過篩，即可裝入玻璃瓶中室溫保存。

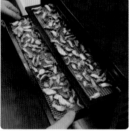

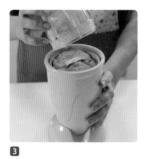

喻姐說

☞ 若是家裡沒有低溫風乾機，也可以用烤箱來製作，溫度設定 80℃ 烤 1 小時，大約烤 45 分鐘時就要確認薑片的乾燥狀態，以免烤過頭。

紅麴薑粉拌飯

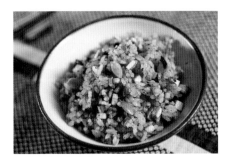

◉ 材料
芹菜‧‧‧‧‧25g　　百搭薑粉‧‧2 小匙
香菇‧‧‧‧‧20g
豆干‧‧‧‧‧2 片　　## ◉ 調味料
洋蔥丁‧‧‧2 大匙　紅麴醬‧‧‧‧2 大匙
白米‧‧‧‧‧2 杯　　海鹽‧‧‧‧‧少許
苦茶油‧‧‧2 大匙　胡椒粉‧‧‧‧少許

◉ 做法
1. 芹菜洗淨瀝乾水分切末；香菇、豆干切小丁；白米洗淨備用。

2. 苦茶油入鍋，以中火炒紅麴醬、香菇丁、洋蔥丁至香氣溢出，盛出備用。

3. 電鍋內鍋放入所有材料、海鹽、胡椒粉、水 2 杯和芹菜末拌勻。

4. 做法 3 移入電鍋內鍋中，外鍋加一杯水，待電鍋跳起時，續燜 15 分鐘，拌入百搭薑粉，即可食用。

喻姐說　☞ 老薑有美顏、促進血液循環的作用，還可發汗散寒，驅除身體寒氣；適量攝取紅麴可以降血脂、降膽固醇、保護心血管。

黑糖薑紅茶

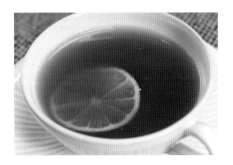

◉ 材料
紅茶茶包‧‧‧‧‧‧‧1 個
熱開水‧‧‧‧‧‧‧‧‧250cc
百搭薑粉‧‧‧‧‧‧‧1 小匙

◉ 調味料
黑糖‧‧‧‧‧‧‧‧‧‧‧適量
（依個人甜度喜好）
檸檬片‧‧‧‧‧‧‧‧‧1 片

◉ 做法
1. 將茶包放入杯裡，注入熱水，加百搭薑粉以及黑糖拌勻，再放一片檸檬即可。

余中醫師說　☞ 阿嬤時代冬令偏方，紅茶、黑糖、老薑適合虛寒體質者，尤其是經期容易感冒、經痛、手腳冰冷者；更年期體質易燥熱、睡眠差者，不建議飲用。

TOP-4

【桂圓蜜薑片】

保存期限	冷藏3週
料理時間	10分鐘 (需冷藏3天)
難易程度	★★★
適合階段	青春期、成年期、妊娠期、更年期

養心安神、健脾益血的桂圓，加上營養滋補、清熱解毒的蜂蜜，薑中含有降低自由基作用的薑辣素，三者融合，大大加分！

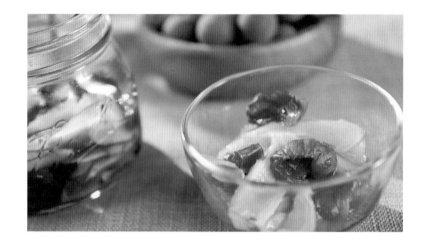

⊙ **材料**

嫩薑‥‥‥‥‥‥‥150g
桂圓乾‥‥‥‥‥‥20g

⊙ **調味料**

蜂蜜‥‥‥‥‥‥‥200g

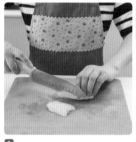

1

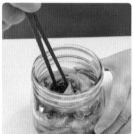

2

p l u s

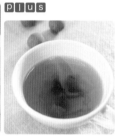

⊙ **做法**

1. 嫩薑洗淨後剝去粗皮，瀝乾水分，斜切成小薄片備用。

2. 將嫩薑、桂圓乾與蜂蜜一起放入殺菌好的罐中拌勻，放冰箱冷藏3天後即可食用。

⊕ **PLUS.**

黑豆桂圓蜜薑茶

另外也可取桂圓蜜薑片1小匙、炒熟的黑豆20g（或黑豆茶包1個），兩者放入杯中，以熱水沖泡飲用。

余中醫師說

☞ 蜂蜜與薑片配搭，可補中益氣、潤膚養顏；尤其女性不愛運動，常便秘、脹氣、水腫，蜜薑片泡茶喝，可健脾胃。

水雲蜜薑豆腐

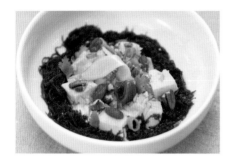

◉ 材料
水雲（長壽藻）‥ 50g
桂圓蜜薑片‥3 片
香菜‥‥‥‥少許
蔥‥‥‥‥‥少許
枸杞‥‥‥‥少許
胡桃‥‥‥‥3 個
嫩豆腐‥‥‥1/2 盒

◉ 調味料
海鹽‥‥‥‥少許
醬油膏‥‥‥1 大匙

◉ 做法
1. 將水雲泡水後切段；取出桂圓蜜薑片切細末；香菜切碎；蔥切蔥花；枸杞泡水撈出瀝乾；胡桃撥小塊備用。

2. 煮一鍋滾水，嫩豆腐切大塊，放入滾水中加一點海鹽汆燙，撈起瀝水再排放在盤中。

3. 做法 2 淋上醬油膏，再將水雲、胡桃、枸杞、蜜薑片擺放其上，最後放點香菜、蔥花點綴即可。

喻姐說

☞ 水雲是日本沖繩最天然的食材，富含褐藻糖膠、天然植物纖維（多醣體），低熱量，可提昇免疫力、抑制癌細胞成長，改善腸道環境，美容保濕。

低溫風乾桂圓蜜薑片

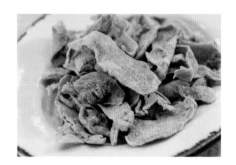

◉ 材料
桂圓蜜薑片‥‥‥250g
水‥‥‥‥‥‥200g

◉ 調味料
黑糖‥‥‥‥‥100g

◉ 做法
1. 桂圓蜜薑片放入鍋中，加入水、黑糖，煮滾後轉小火熬煮至收汁。

2. 做法 1 排入風乾機中，以 52℃ 低溫風乾約 18～20 小時，成為可當健康零嘴的乾薑片。

蘇醫師說

☞ 黑糖與白糖原料都是甘蔗，但因黑糖不若白糖精緻，可以保留較多營養素（鐵、鈣、鉀）；雖然黑糖富營養價值，但仍是含糖，需要節制食用。

TOP-5

【南洋檸檬醃薑】

保存期限	冷藏 2 週
料理時間	90 分鐘
難易程度	★★★
適合階段	青春期、成年期、更年期

富有南洋風味的檸檬醃薑，非常特別，適合夏天入菜；尤其放了黑胡椒，能增進夏日食慾，解油膩、助消化！排汗、抗菌！

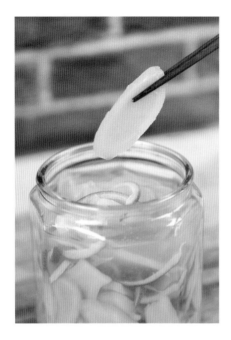

◉ **材料**

嫩薑‧‧‧‧‧‧‧‧‧‧200g
檸檬‧‧‧‧‧‧‧‧‧3 個
黑胡椒粉‧‧‧‧‧‧‧少許

◉ **調味料**

海鹽‧‧‧‧‧‧‧‧‧‧10g
二砂糖‧‧‧‧‧‧‧‧35g

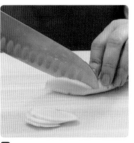

1

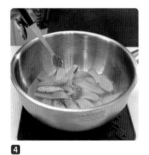

4

◉ **做法**

1. 嫩薑洗淨後剝去粗皮，瀝乾水分，斜切成約 0.3 公分片狀，加入海鹽拌勻醃約 40 分鐘。

2. 做法 1 略為搓揉，再靜置 15 分鐘，接著擠乾水分；檸檬 3 個擠汁，另外 1/3 個檸檬取皮切絲備用。

3. 取鍋加水 100cc 煮滾，將嫩薑片放入，加二砂糖續煮，放涼備用。

4. 做法 3 加入黑胡椒粉、檸檬汁、檸檬絲靜置半小時，再放入殺菌好的容器內冷藏保存。

余中醫師說

☞ 本道重點在黑胡椒；胡椒性溫熱，可補脾入腎，對胃寒所造成的胃腹冷痛、腸鳴腹瀉也有不錯的緩解作用，但咳嗽、痔瘡患者禁食。

絲絲入扣

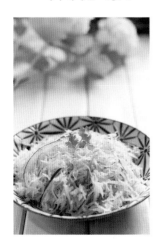

◉ 材料
洋蔥‧‧‧‧‧1/3 個
紫洋蔥‧‧‧‧1/4 個
青木瓜‧‧‧‧1/2 顆
南洋檸檬醃薑片
‧‧‧‧‧‧‧‧5 片

◉ 調味料
南洋檸檬醃薑汁
‧‧‧‧‧‧‧‧3 大匙
二砂糖‧‧‧‧2 小匙
梅醋‧‧‧‧‧少許

◉ 做法
1. 兩種洋蔥皆剝去外皮後切細絲，青木瓜削皮後切細絲，全部放入一乾淨容器內，淋上南洋檸檬醃薑汁抓醃一下，靜置 10 分鐘，醃至入味。

2. 取出南洋檸檬醃薑薑片切末；南洋檸檬醃薑的檸檬絲挑出也切末備用。

3. 將做法 1 的水分稍微擠掉一些，再拌入南洋檸檬醃薑的薑汁 1 大匙、二砂糖、梅醋，及做法 2 的薑末、檸檬末即成。

薑燒豬肉

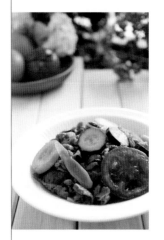

◉ 材料
五花肉片‧‧200g
番茄‧‧‧‧‧1 顆
黃、綠櫛瓜各
‧‧‧‧‧‧‧‧1/2 條
洋蔥‧‧‧‧‧1 顆
橄欖油‧‧‧‧1 大匙
水‧‧‧‧‧‧1.5 杯
月桂葉‧‧‧‧2 片

◉ 醃料
米酒‧‧‧‧‧1 大匙
醬油‧‧‧‧‧1 大匙
白胡椒粉‧‧1/2 小匙

◉ 調味料
南洋檸檬醃薑
片‧‧‧‧‧‧‧8 片
白胡椒粉‧‧少許

◉ 做法
1. 肉片先用醃料略醃；番茄切圓片；黃、綠櫛瓜切圓片；洋蔥去皮後切絲備用。

2. 炒鍋入橄欖油，下洋蔥絲、肉片略炒，先盛出備用。原鍋下番茄片、黃、綠櫛瓜片、水、南洋檸檬醃薑片、月桂葉燜煮約 5 分鐘。

3. 做法 2 續放入炒好的肉片，以及洋蔥燜煮約 5 分鐘，最後以白胡椒粉調味即成。

☞ 絲絲入扣 ▸ 這是很適合夏日的涼拌菜！洋蔥營養價值高，富含硫化物，可降血糖、血脂，預防骨質疏鬆，另一種紫洋蔥外皮所含的槲皮素含量多，能抗氧化。

☞ 薑燒豬肉 ▸ 五花肉片先用米酒、醬油略醃，醃的時間不要超過 5 分鐘，以免過鹹，影響風味。

TOP-6

【薑泥味噌醬】

保存期限	冷藏2週
料理時間	20分鐘
難易程度	★★★
適合階段	青春期、成年期、妊娠期、更年期

這道常備菜精髓在於味噌！味噌中大豆性味甘溫，能夠補益脾胃，而麴菌之甘溫能深入胃部，疏通阻滯、幫助消化。促進血液循環，帶來元氣！

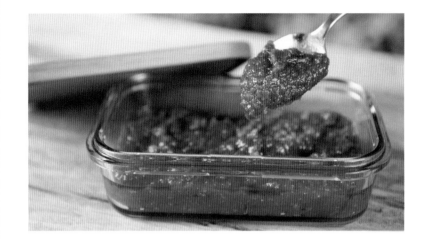

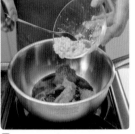

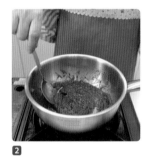

◉ **材料**

中薑・・・・・・・・・・70g
白味噌・・・・・・・・・80g
紅味噌・・・・・・・・・70g

◉ **調味料**

味霖・・・・・・・・・・3大匙
二砂糖・・・・・・・・・2大匙
醬油・・・・・・・・・・1大匙

◉ **做法**

1. 中薑刮去外皮，以磨泥器磨成泥狀，所有材料與調味料一同下鍋，開小火烹煮。

2. 做法1烹煮大約8分鐘至滾後放涼，裝入殺菌好的容器中，加蓋後冷藏保存。

喻姐說

☞ 在烹煮「薑泥味噌醬」時，需不斷攪拌，以免味噌薑泥沾鍋燒焦；使用兩種味噌，讓風味層次更為調和！

小黃瓜條佐薑泥味噌

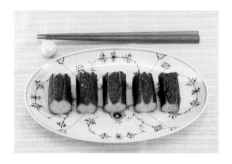

◉ **材料**
小黃瓜‥‥‥‥‥2 條

◉ **調味料**
海鹽‥‥‥‥‥‥少許
薑泥味噌醬‥‥‥2 大匙

◉ **做法**
1. 小黃瓜先用少許海鹽搓洗去表皮小刺，切成長段，中間上段以水果刀挖成 V 字型。

2. 做法 1 排盤，將薑泥味噌醬一一填入小黃瓜凹槽即可上桌。

雙色豆腐煎

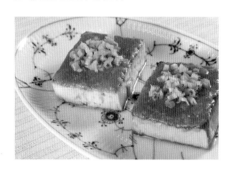

◉ **材料**
雙色豆腐 (黃豆、黑豆)‥‥各 100g
苦茶油‥‥‥‥‥1 大匙
芹菜末‥‥‥‥‥適量

◉ **調味料**
薑泥味噌醬‥‥‥1 大匙

◉ **做法**
1. 雙色豆腐分別切成厚片狀；取一平底鍋倒入苦茶油，放入豆腐厚片，以中小火煎成表面呈金黃色。

2. 做法 1 取出盛盤，上面各抹上薑泥味噌醬，再撒上芹菜末即可。

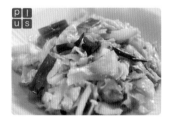

⊕ PLUS.
醬炒高麗菜
隨手又是一道菜！鍋熱入玄米油，下少許蔥段、蒜末炒香，續入高麗菜葉 150g、薑泥味噌醬 1 大匙，一同拌炒至熟即可。

余中醫師說
☞ 薑泥味噌醬的味噌富含酵素，可延緩老化、增強免疫力。拿來當蘸醬吃，更可保留麴菌的活性，可保護腸胃，避免病菌感染。

蘇醫師說
☞ 豆腐是蔬食者很好的蛋白質來源，含大豆卵磷脂，對成長期的神經傳導、血管及大腦的發育有益，也能幫助預防失智症。

TOP-7

【鮪魚薑泥醬】

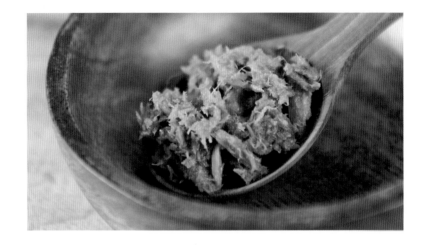

保存期限	冷藏 2 週
料理時間	15 分鐘
難易程度	★★
適合階段	青春期、成年期、妊娠期、更年期

這道菜很適合做飯糰和菜卷。鮪魚含有優質不飽和脂肪酸 Omega-3，能舒緩身體發炎反應；其幫助組織生長、發育、修復的良好營養素，有助於兒童與孕婦！

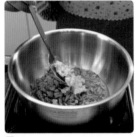

❶

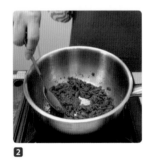

❷

◉ **材料**

鮪魚罐頭‧‧‧‧‧‧‧1 罐
中薑‧‧‧‧‧‧‧‧‧‧50g

◉ **調味料**

醬油‧‧‧‧‧‧‧‧‧‧2 大匙
味霖‧‧‧‧‧‧‧‧‧‧2 大匙
胡椒粉‧‧‧‧‧‧‧‧少許

◉ **做法**

1. 中薑洗淨髒汙之處，擦乾水分，以磨泥器或調理機磨成泥狀，取出罐頭中的鮪魚肉，一起入鍋拌炒。

2. 做法 1 拌炒約 10 分鐘至入味，放冷後裝入已殺菌罐中，放入冰箱冷藏。

余中醫師說

☞ 很多女性為了減重三餐不定時，營養不良，引起貧血或血液循環障礙等症狀；鮪魚富含維生素 B12、鐵質、葉酸，可改善女性貧血狀況。

牛蒡鮪魚飯糰

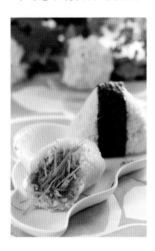

◉ **材料**

牛蒡‧‧‧‧‧‧‧50g
苦茶油‧‧‧‧‧2 小匙
煮好白米飯‧‧1.5 碗
鮪魚薑泥醬‧‧1 大匙
白芝麻‧‧‧‧‧適量
海苔片‧‧‧‧‧適量

◉ **調味料**

醬油‧‧‧‧‧1 小匙
味霖‧‧‧‧‧1 小匙

◉ **做法**

1. 牛蒡刨皮後切薄片，再切細絲，泡在水中以防氧化，撈起瀝乾水份備用。

2. 鍋入苦茶油，下牛蒡絲拌炒，續入醬油、味霖、少許水燜煮約 10 分鐘至收汁，撒白芝麻，放涼備用。

3. 取白飯裹塑成三角及橢圓飯糰狀，內填炒好的牛蒡絲、鮪魚薑泥醬，外面裹上一層海苔片即可享用。

蘇醫師說

☞ 牛蒡含人蔘皂苷，豐富礦物質、綠原酸可抑制幽門桿菌。

蔬菜鮪魚卷

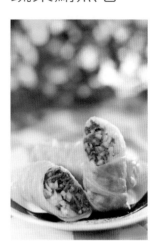

◉ **材料**

高麗菜葉‧‧‧‧‧‧‧2 大片
洋蔥‧‧‧‧‧‧‧‧‧‧‧1/3 個

◉ **調味料**

鮪魚薑泥醬‧‧‧‧‧2 大匙

◉ **做法**

1. 洋蔥去皮後切絲再切末，加入鮪魚薑泥醬中拌勻備用。

2. 高麗菜切去蒂頭，一葉葉剝開，入滾水汆燙，泡冷水，撈起瀝乾水分。

3. 取一片高麗菜葉，上抹做法 1，以包春卷摺法包緊，對切即可食用。

喻姐說

☞ 燙好的高麗菜葉，可以用刀修去硬梗，讓蔬菜卷的口感更好；包捲好時也可以用牙籤固定住。

TOP-8

【菇菇薑絲醬】

保存期限	冷藏 2 週
料理時間	25 分鐘
難易程度	★★★
適合階段	青春期、成年期、妊娠期、更年期

高纖、抗氧化、抗自由基！將多種菇蕈類、番茄、嫩薑，搭配在一起的方便醬，讓所有食材發揮養生好實力，就是這一罐存在的最大意義！

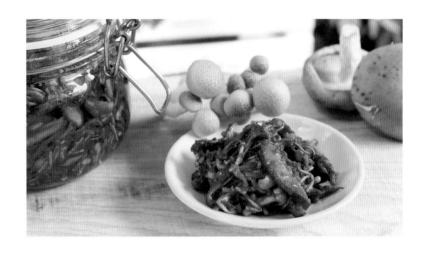

◉ 材料

嫩薑・・・・・・・・・・80g
新鮮香菇・・・・・・・8 朵
金針菇・・・・・・・・150g
美白菇・・・・・・・・50g
鴻喜菇・・・・・・・・50g
橄欖油・・・・・・・・2 大匙
番茄泥・・・・・・・・100g

◉ 調味料

海鹽・・・・・・・・・・2 小匙
二砂糖・・・・・・・・1 小匙
麻油・・・・・・・・・・1/2 大匙

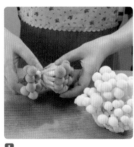

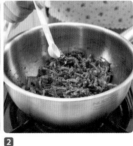

◉ 做法

1. 嫩薑洗淨擦乾切細絲；鮮香菇拭淨切薄片；金針菇去尾端切小段；美白菇、鴻喜菇分別剝成小段備用。

2. 取一鍋將所有菇蕈先以乾鍋炒過盛出；鍋入橄欖油，下菇蕈後以中小火拌炒至香味溢出；放薑絲與番茄泥、調味料續炒調味，放涼後裝入殺菌好的瓶罐中，冷藏保存。

全中醫師說

☞ 菇蕈類含多醣體，可增強免疫力，且富含纖維質，促進腸蠕動、防止便秘，對於高膽固醇、高血壓，更年期及三高體質者有預防效果。

速拌時蔬

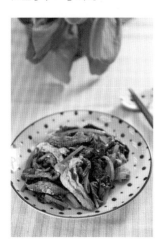

◉ **材料**
小松菜‥‥‥‥‥150g
豆皮‥‥‥‥‥‥1 片

◉ **調味料**
菇菇薑絲醬‥‥‥1 大匙

◉ **做法**
1. 小松菜洗淨切小段，入滾水鍋汆燙後瀝乾；豆皮先煎過再切成條狀。

2. 將做法 1 的所有食材拌入菇菇薑絲醬即可。

拌炒米茄

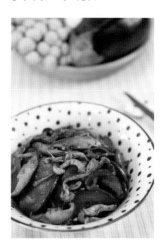

◉ **材料**　　　◉ **調味料**
日本米茄‥‥1 個　海鹽‥‥‥少許
橄欖油‥‥1 大匙　菇菇薑絲醬
蒜末‥‥‥少許　‥‥‥‥‥2 大匙
水‥‥‥‥少許

◉ **做法**
1. 日本米茄洗淨擦乾去蒂頭後，先對切、再切薄片。

2. 取一鍋倒入橄欖油，下蒜末炒香，續入米茄、海鹽、水燜煮 10 分鐘。

3. 最後加入菇菇薑絲醬稍微拌炒一下即可上桌。

喻姐說

☞ 速拌時蔬 ▸ 小松菜又名「日本油菜」，其鈣質比牛奶還要豐富，是近年來十分竄紅的食材，可抗老、防大腸癌。若非季節亦可用其他綠色蔬菜取代。

☞ 拌炒米茄 ▸ 日本米茄比一般茄子較無腥味，外型和味道較討喜。米茄和台產長茄營養差不多，富含膳食纖維和多酚化合物，是夏季盛產的養生好蔬材。

TOP-9

【薑味酒釀】

保存期限	冷藏 2 個月
料理時間	4 ～ 5 天 (視室溫而定)
難易程度	★★★★★
適合階段	青春期、成年期、妊娠期、更年期

溫補的酒釀一年四季都可以吃，拌粥、入湯皆可，且適合所有人；切記製作酒釀的器具，千萬不可沾到油或鹽，以免發酵失敗。

◉ 材料 A(甜酒釀)
圓糯米‧‧‧‧‧‧‧‧600g
冷開水‧‧‧‧‧‧‧‧適量
酒麴‧‧‧‧‧‧‧‧‧‧6g
薑粉‧‧‧‧‧‧‧‧‧‧1/2 小匙

◉ 材料 B(紫米甜酒釀)
圓糯米‧‧‧‧‧‧‧‧300g
紫米‧‧‧‧‧‧‧‧‧‧60g
冷開水‧‧‧‧‧‧‧‧適量
酒麴‧‧‧‧‧‧‧‧‧‧3.5g
薑粉‧‧‧‧‧‧‧‧‧‧1/2 小匙

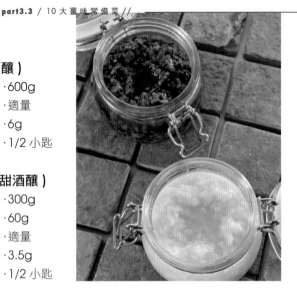

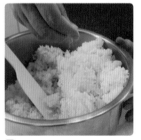

❶

❸

◉ 做法

1. 酒麴先搗碎至粉末狀備用。材料 A 的圓糯米搓洗，加水 1000g，泡約 5 ～ 6 小時 (冬天 8 小時)；材料 B 的圓糯米和紫米搓洗程度和泡水時間與 A 相同 (以下做法相同)。

2. 做法 1 水倒掉，再次清洗後瀝乾水分，將米放入鋪了紗布的瀝水盆，中間戳洞讓其透氣，放入電鍋內鍋的蒸架上，外鍋加水 1 杯蒸熟，待電鍋開關跳起，續燜 10 分鐘。

3. 做法 2 取出連盆放入調理盆中，淋冷開水快速降溫 (或電風扇吹涼)；將酒麴粉用飯匙均勻撒在蒸好的飯中仔細拌勻。

4. 做法 3 裝入已殺菌的罐中，中間戳一個洞，加蓋 (勿栓太緊)，放入保麗龍空箱中保溫發酵，約放 3 ～ 4 天，待罐中米糰浮起且出汁，放冰箱冷藏，要食用時舀出拌入薑粉即可。

余中醫師說

☞ 酒釀可豐胸、溫經行血，對步入青春期、身形較瘦、胸部扁平的小女孩有助益，也是中老年人、孕期、坐月子、身體虛弱者補氣養血、活血消腫的極佳食品。

日式紅豆小饅頭

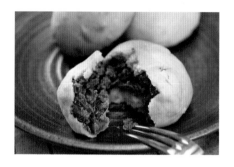

◉ **材料**
中筋麵粉‧‧‧‧‧‧‧250g
薑粉‧‧‧‧‧‧‧‧‧1 大匙
酵母粉‧‧‧‧‧‧‧‧1/2 小匙

◉ **餡料**
自製甜酒釀‧‧‧‧‧150g
蜜紅豆‧‧‧‧‧‧‧‧200g

◉ **做法**
1. 將中筋麵粉、薑粉、酵母粉過篩後混合；自製甜酒釀瀝出湯汁約 120g；兩者拌勻搓成麵糰，讓其室溫發酵至 2 倍大，分成每個約 20g 小麵糰，擀成麵皮備用。

2. 將做法 1 篩出的甜酒釀米粒和蜜紅豆拌勻，搓成小糰成為餡料。

3. 烤箱以 170℃預熱 10 分鐘，將做法 1 麵皮包入做法 2 餡料，成為小圓饅頭，即可放入 170℃烤箱，烤約 10 ～ 15 分鐘至上色即可。

夏日涼品

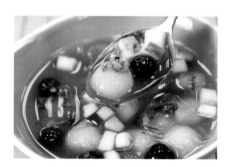

◉ **材料**
奇異果‧‧‧‧‧‧‧‧1 顆
鳳梨‧‧‧‧‧‧‧‧‧1/5 個
芒果‧‧‧‧‧‧‧‧‧1/3 個
蘋果‧‧‧‧‧‧‧‧‧1/5 個
葡萄‧‧‧‧‧‧‧‧‧6 顆
藍莓‧‧‧‧‧‧‧‧‧10 顆
冷開水‧‧‧‧‧‧‧‧200cc
冰塊‧‧‧‧‧‧‧‧‧5 ～ 7 個

◉ **調味料**
自製紫米甜酒釀‧‧100g

◉ **做法**
1. 奇異果、鳳梨、芒果去皮後以挖球器挖成小球；蘋果洗淨切丁；葡萄剝皮；藍莓洗淨瀝乾水份備用。

2. 自製紫米甜酒釀加冷開水調勻，放入大碗中，加入材料 1 的水果、冰塊即可享用。

喻姐說　☞ 夏日涼品 ▸ 夏天吃酒釀，可用冷食方式搭配水果，做成風味極佳的甜點。此外，做法 1 若沒有挖球器，切成塊狀亦可。若覺得甜度不夠，可酌加蜂蜜。

Top-10

【手工薑泥果醬】

保存期限	冷藏 1 個月
料理時間	45 分鐘 (一種果醬)
難易程度	★★★★
適合階段	青春期、成年期、妊娠期、更年期

手工果醬，不陌生吧！？但那種散發出若隱若現的薑香、美味的薑泥果醬，可曾品嚐過？加了薑泥，增添了抗菌、防腐的功用，也延長了賞味期。

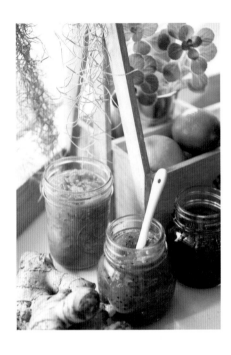

◉ **材料 A**
桑葚‧‧‧‧‧‧‧‧‧‧430g
二砂糖‧‧‧‧‧‧‧‧200g
老薑薑泥‧‧‧‧‧‧‧3 小匙
檸檬汁‧‧‧‧‧‧‧‧3cc

◉ **材料 B**
奇異果‧‧‧‧‧‧‧‧300g
二砂糖‧‧‧‧‧‧‧‧150g
老薑薑泥‧‧‧‧‧‧‧3.5 小匙
檸檬汁‧‧‧‧‧‧‧‧5cc

◉ **材料 C**
桶柑‧‧‧‧‧‧‧‧‧‧400g
二砂糖‧‧‧‧‧‧‧‧180g
老薑薑泥‧‧‧‧‧‧‧2 小匙

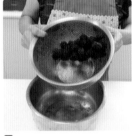

1

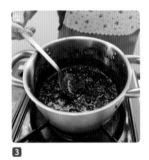

3

◉ **做法**

1. 將桑葚沖洗乾淨，以濾網瀝乾水分後去掉蒂頭；奇異果、桶柑洗淨擦乾去皮備用。

2. 將材料 A、B、C 的果肉分別放入調理機內，分別打成粗泥狀。

3. 做法 2 分別依配方加入材料 A、B、C 的二砂糖、老薑泥、檸檬汁煮滾，分別煮成濃稠且帶顆粒的果醬，放涼之後即可裝入已殺菌的果醬瓶中，冷藏保存。

喻姐說

☞ 烹煮不加一滴水、原汁原味的薑泥果醬，第一要訣是耐心，第二為低溫中小火烹煮，第三要不停攪拌 (以防燒焦鍋底，影響風味)。

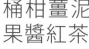

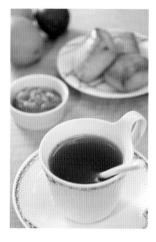

桶柑薑泥果醬紅茶

◉ **材料**
紅茶包‧‧‧‧‧1個
熱開水‧‧‧‧‧250cc

◉ **調味料**
手工桶柑薑泥果醬
‧‧‧‧‧‧‧‧‧‧2小匙

◉ **做法**
1. 先以熱開水沖泡茶包成紅茶。

2. 做法1加入2小匙手工桶柑薑泥果醬混合，即可飲用。

plus

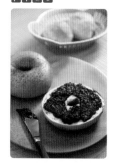

⊕ **PLUS.**
貝果(麵包)搭桑葚薑泥果醬
將烤熱的原味貝果橫剖成兩半，適量塗抹手工桑葚薑泥果醬，配上茶飲或咖啡，就是令人安心的下午茶點心。

薏仁鬆餅搭奇異果薑泥果醬

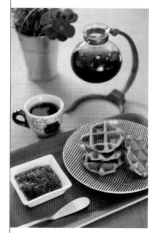

◉ **材料**
薏仁粉‧‧‧‧60g　　無鋁泡打粉
糙米穀粉‧‧60g　　‧‧‧‧‧‧‧‧‧1/4小匙
雞蛋‧‧‧‧‧1個　　水‧‧‧‧‧‧‧70cc
無鹽奶油(室溫軟
化)‧‧‧‧‧18g　　◉ **調味料**
　　　　　　二砂糖‧‧‧‧20g

◉ **做法**
1. 所有材料拌勻成鬆餅糊，取適量份量舀入鬆餅機中(或平底鍋)，烤到大約5分鐘，查看一下烘烤程度，約烤至顏色轉金黃即可；平底鍋要翻面。

2. 取出放盤中或網架上，搭配薑泥果醬食用。

余中醫師說

☞ 橙黃色桶柑富含抗氧化物、β胡蘿蔔素，活化維生素A、預防夜盲症，亦可滋潤眼睛，防眼部發炎，適合頻繁使用3C的熟女及更年期後視力退化者。搭配枸杞一起沖泡，效果更佳！

喻姐說

☞ 這道無麩質點心，薏仁可改善過敏體質，加了銀川糙米穀粉、無鋁泡打粉調成鬆餅糊。坊間市售速成鬆餅粉內容物令人擔憂，自己調製，既安心又健康！

薑的多元養生妙用

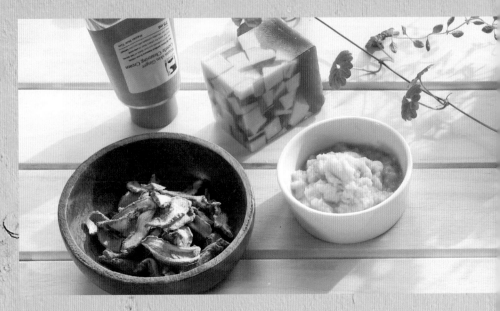

① 薑製日用品 ▶ 研發種類繁多

薑已被廣泛運用在日用品上，例如薑皂、薑製洗髮乳等。薑皂可促進血液循環，去風寒，適合坐月子中的媽媽使用；薑製洗髮乳則能溫和的照顧頭皮與滋養髮絲。

② 乾薑＋40℃熱水泡澡 ▶ 瘦身消腫超簡單

薑主要含「薑辣素」（Gingerol），可促進血液循環，提高新陳代謝，藉由流汗消耗熱量，進而達到燃燒脂肪的目的，對虛胖、水腫的人來說是一大福音。

③ 薑粉＋椰子油＋蜂蜜 ▶ 天然粉嫩護唇膏

蜂蜜和椰子油有保濕、潤澤的作用，適量搭配殺菌的薑粉調製，時時保持唇部的潤紅光澤。

④ 薑粉＋熱開水飲用 ▶ 止暈防吐解脹氣

薑的辛辣成份能對消化系統起作用，可止吐、防吐、抑制噁心；薑中的「薑油酮」、「薑烯酚」成份能減少胃液、胃酸、胃蛋白酶的分泌，改善打嗝、胃部脹氣等症狀。

在中醫藥理上，薑，是重要的藥材；在民間則有「冬吃蘿蔔夏吃薑，不勞醫生開藥方」的說法。除了用於烹調與中醫藥用之外，全身都是寶的薑，還可以變化出什麼實用的養生妙招？

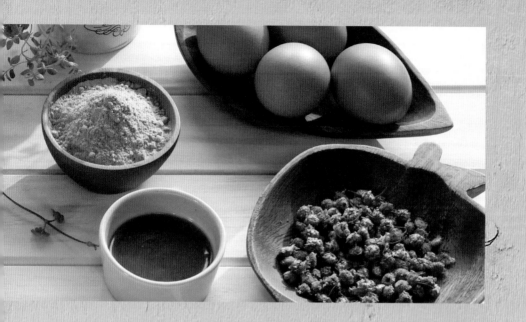

⑤ 薑粉 (薑渣)＋38℃熱水泡手腳 ⊙ 改善手腳冰冷，手汗 bye bye

泡腳可舒緩腳部疲憊，亦促進血液循環，讓血液從腳底回流到全身末梢，改善手腳冰冷。多汗症患者亦可透過泡手解決異味問題；熱水中放適量鹽和適量薑粉加熱數分鐘，不燙時泡手搓洗 5 至 10 分鐘，連續洗幾次，手部異味、手汗可獲得改善。

⑥ 薑泥＋各種食材 ⊙ 多功能緩解不適症狀

↘ 薑泥＋苦茶油，外用按摩好輕鬆

苦茶油有豐富葉綠素、多酚類及維生素 A、E，溫和不刺激，適量混合後用於按摩肩頸，可達舒緩效果。

↘ 薑泥＋剛泡好的茶 (烏龍茶、菊花茶、香片皆可)，濕潤眼睛解疲勞

利用剛泡好的薑茶，杯口散發水蒸氣，對著眼部熏一會兒，緩解眼睛乾澀、消除視力疲勞。

↘ 嫩薑泥榨汁＋蛋白＋麵粉＋適量米酒混勻鋪在棉布上，簡便貼布 DIY

將上述材料取適量混勻，抹在棉布上，敷在患部，促進患部的血液循環，化瘀消腫。

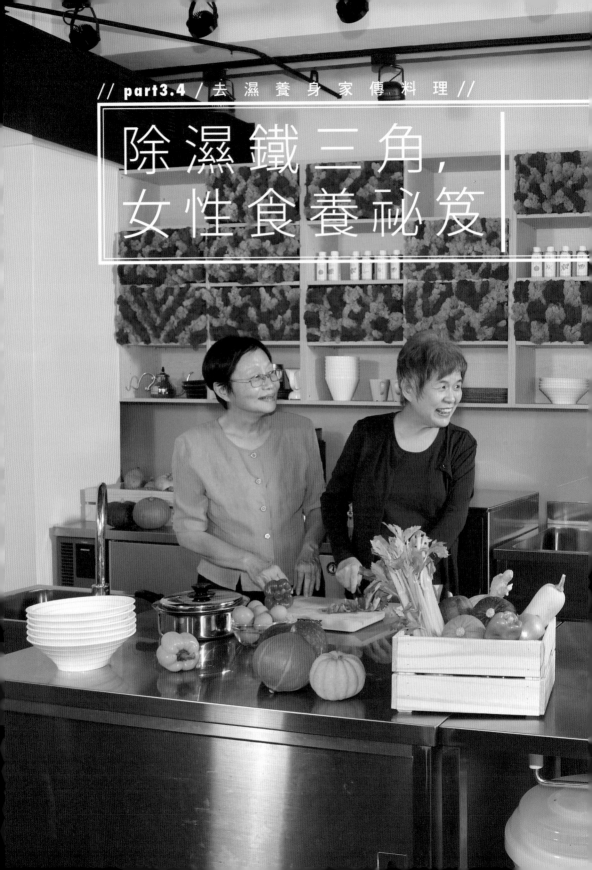

除濕鐵三角，
女性食養祕笈

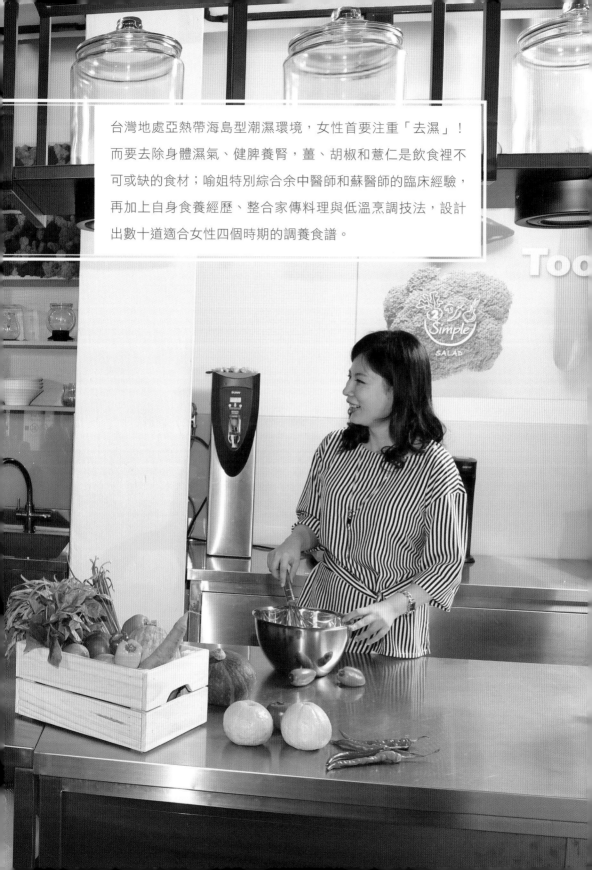

台灣地處亞熱帶海島型潮濕環境，女性首要注重「去濕」！而要去除身體濕氣、健脾養腎，薑、胡椒和薏仁是飲食裡不可或缺的食材；喻姐特別綜合余中醫師和蘇醫師的臨床經驗，再加上自身食養經歷、整合家傳料理與低溫烹調技法，設計出數十道適合女性四個時期的調養食譜。

椒麻菇蕈

這道菜簡單、清香又爽口,非常適合夏天食慾不振時享用。一點點的花椒(藤椒)油,能引出菇蕈類的鮮味,但加太多味道會變苦,需拿捏份量。

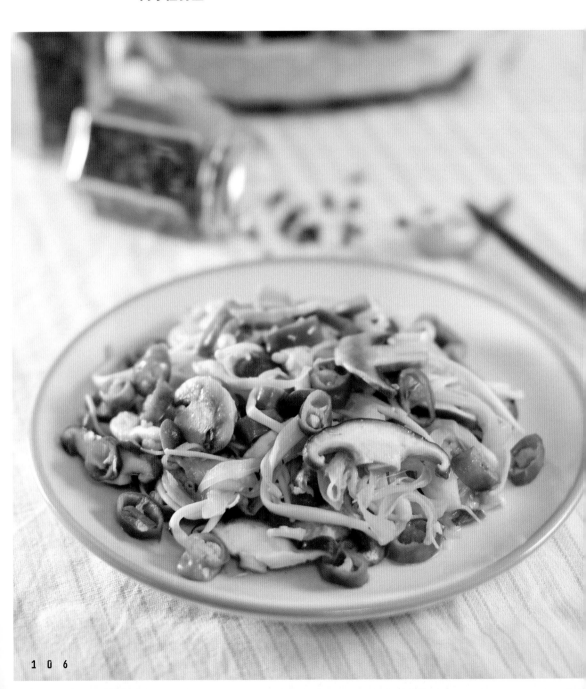

傳家指數	🏠🏠🏠
料理時間	15 分鐘
難易程度	★★
適合階段	青春期、成年期、更年期

（4 人份）

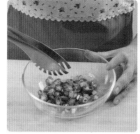
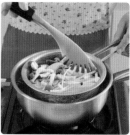
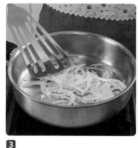
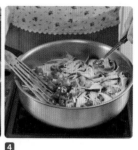

◉ **材料**

青蔥‧‧‧‧‧‧‧‧1 支
糯米椒‧‧‧‧‧‧‧‧2 支
美白菇‧‧‧‧‧‧‧‧30g
鴻喜菇‧‧‧‧‧‧‧‧30g
金針菇‧‧‧‧‧‧‧‧30g
香菇‧‧‧‧‧‧‧‧‧1 朵
洋蔥‧‧‧‧‧‧‧‧‧1/4 個
大蒜‧‧‧‧‧‧‧‧‧1 瓣
玄米油‧‧‧‧‧‧‧‧2 小匙

◉ **調味料**

香菇粉‧‧‧‧‧‧‧‧1 小匙
海鹽‧‧‧‧‧‧‧‧‧1 小匙
花椒（藤椒）油‧‧1.5 小匙

◉ **做法**

1. 青蔥蔥綠部分切珠狀，糯米椒切成圈狀，皆放入調理碗中，加入香菇粉、海鹽拌勻備用。

2. 美白菇、鴻喜菇、金針菇（切去蒂頭）一一撥開，香菇切片，皆過滾水汆燙，撈起瀝乾水備用。

3. 洋蔥去皮後切細絲，大蒜切末，皆入鍋加玄米油略為拌炒。

4. 將做法 1 及做法 2 材料倒入炒鍋中略拌炒，起鍋前淋上藤椒油拌勻即可。

━━━━━━ (must know) ━━━━━━

喻姐說

☞ 藤椒油屬四川花椒其中一種，是現今新派川菜常使用的花椒油，有去腥、解膩、增香功用；只要在起鍋前加一點，就能呈現幽微清香、些許爽麻的風味。

余中醫師說

☞ 花椒味辛、性熱，芳香健胃，溫中散寒，去濕止痛，殺蟲解毒，去油解腥，現代研究也發現，花椒能使血管擴張，具降低血壓作用。但陰虛火旺者或孕婦慎食。

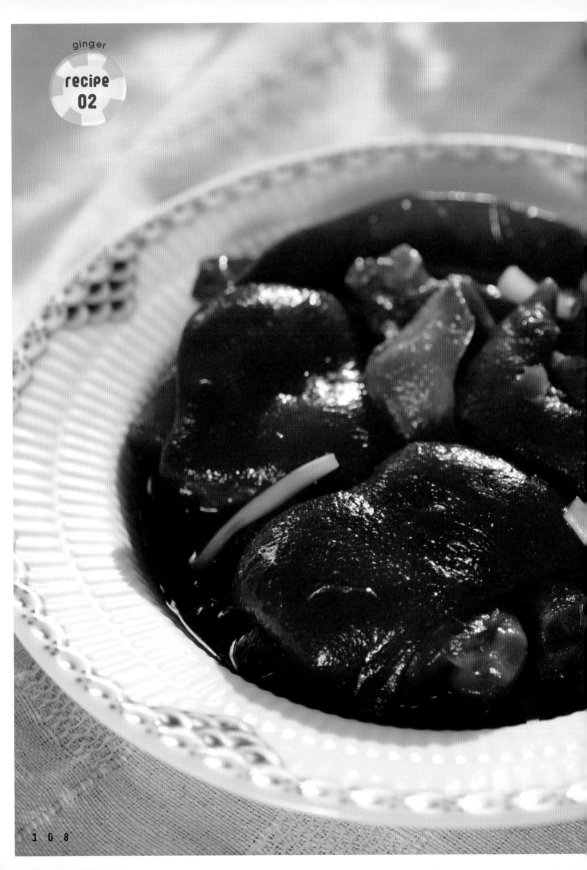

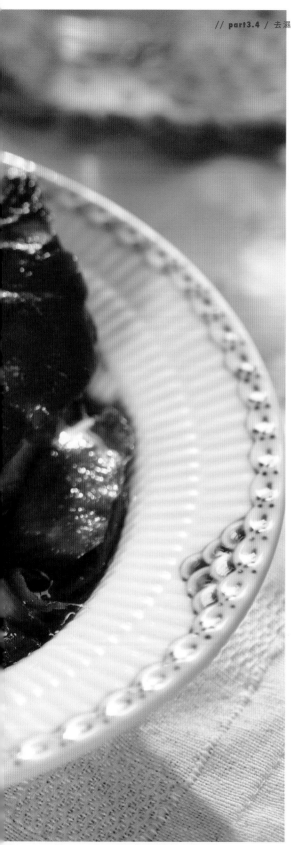

薑醋豬腳

好吃的豬腳最好是軟而不爛，Q彈而不膩口！不過，要做出符合健康美味的豬腳，必須時時盯住爐火、控制火候；若使用「低溫烹調舒肥法」來製作這道傳統美食，任何人都可以輕鬆上手！

傳家指數	🏠🏠🏠🏠
料理時間	70 分鐘 (舒肥需 12 小時)
難易程度	★★★★
適合階段	青春期、成年期、妊娠期、更年期

(4 人份)

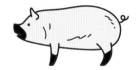

◉ 材料 A

豬後腳・・・・・・・・・1 隻
玄米油・・・・・・・・・1 大匙
薑片・・・・・・・・・・150g
蔥・・・・・・・・・・・6 支
紅辣椒・・・・・・・・・1 支
二砂糖・・・・・・・・・2 大匙
八角・・・・・・・・・・1 個
白醋・・・・・・・・・・1 大匙

◉ 材料 B

薑片・・・・・・・・・・4 片
蔥段・・・・・・・・・・1 支
米酒・・・・・・・・・・1 大匙

◉ 材料 C

醬油・・・・・・・・・・3 大匙
蠔油・・・・・・・・・・3 大匙
味霖・・・・・・・・・・2 大匙
米酒・・・・・・・・・・3 大匙
白胡椒粉・・・・・・・・1 小匙
白醋・・・・・・・・・・1 大匙

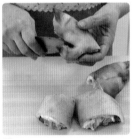
1

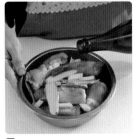
2

◉ 做法

1. 將豬後腳的趾間以小刀修刮掉雜毛，對剖並剁塊、洗淨備用。

2. 取一容器，將豬腳塊加入材料 B 薑片、蔥段、米酒先醃 30 分鐘。

3. 取一湯鍋加水煮滾，放入做法 2 的豬腳煮約 5 分鐘後熄火，並沖淨表面血水、雜質，瀝乾水分備用。

4. 另起一平底鍋倒入玄米油，全部薑片放入炒香，續入蔥 (對切成段)、整支紅辣椒續炒，加入豬腳以中小火煎至表面呈金黃色。

(must know)

☞ 豬腳要先加入蔥、薑、米酒醃製,目的是為了去除腥味;也要先小火煎過(如做法 4)上色,色澤才會好看又香 Q!

☞ 豬腳富含膠原蛋白,滋陰補血、潤澤肌膚、美容養顏,特別適合熟女;孕後產婦若吃豬腳,可補充蛋白質,以利發奶;含有鈣、鐵,有助兒童成長發育及改善更年期骨質疏鬆。

☞ 高脂的豬腳雖好吃,但攝食份量必須注意,不宜食用過量;有腸胃消化問題的老年人,及動脈硬化、高血壓患者,最好少吃。

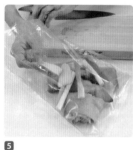
5

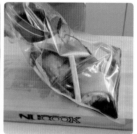
6

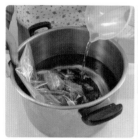
7

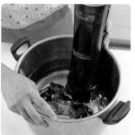
8

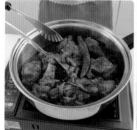
9

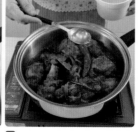
10

5. 做法 4 續入二砂糖、八角,炒至豬腳上色後放涼,並將所有材料放入真空袋中。

6. 做法 5 加入調勻的材料 C,抽真空後封口。

7. 取一湯鍋,低溫舒肥機放入,也放入做法 6 真空豬腳袋,加水覆蓋真空袋。

8. 舒肥機設定好 82℃,低溫真空舒肥 12 小時。

9. 將舒肥好的豬腳塊取出,連汁倒入炒鍋中,以小火燜煮約 5 分鐘。

10. 做法 9 加入 1 大匙白醋,轉大火煮至收汁即可裝盤。

ginger
recipe 03
老薑馬鈴薯燉肉

傳家指數	🏠🏠🏠🏠
料理時間	40 分鐘
難易程度	★★★
適合階段	青春期、成年期、妊娠期、更年期

（4 人份）

⊙ 材料

洋蔥‥‥‥‥‥‥‥120g
牛蒡‥‥‥‥‥‥‥80g
馬鈴薯‥‥‥‥‥‥100g
紅蘿蔔‥‥‥‥‥‥70g
香菇‥‥‥‥‥‥‥40g
蔥‥‥‥‥‥‥‥‥1 支
老薑‥‥‥‥‥‥‥1 小塊
梅花肉‥‥‥‥‥‥150g

⊙ 調味料

冰糖‥‥‥‥‥‥‥1 小匙
醬油‥‥‥‥‥‥‥1 大匙
水‥‥‥‥‥‥‥‥1 大匙
白胡椒粉‥‥‥‥‥適量
香油‥‥‥‥‥‥‥少許

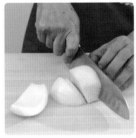

1

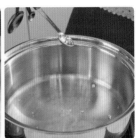

3

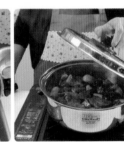

4   5

⊙ 做法

1. 洋蔥去皮後先對切成一半，每半個再一切三。

2. 牛蒡切滾刀塊；馬鈴薯、紅蘿蔔去皮後切塊；香菇切塊；蔥切段；老薑切片備用。

3. 取一平底鍋，中火熱鍋 1 分鐘，火力不超過鍋底外圍，滴少許水見水珠滾動時，轉小火。

4. 梅花肉切成約 2 公分厚塊，整齊排列至鍋中略煎出金黃色，撥至鍋邊，此時下薑片、蔥段焗香。

5. 所有材料及調味料放入做法 4 鍋中，中火烹調，待冒水蒸氣時，轉小火續煮 20 分鐘（期間可以開蓋上下拌勻讓其上色），熄火再燜 10 分鐘即可。

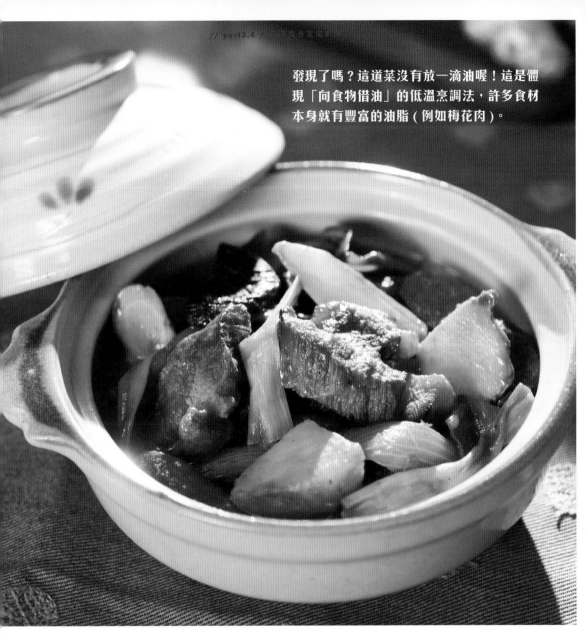

發現了嗎？這道菜沒有放一滴油喔！這是體現「向食物借油」的低溫烹調法，許多食材本身就有豐富的油脂（例如梅花肉）。

━━━━━━━━━━━━ (must know) ━━━━━━━━━━━━

喻姐說

☞ 本道菜還可變化「一鍋兩菜」，只要在最後步驟再開火，待蒸氣一出即放入花椰菜或其他蔬材繼續燜煮 2 分鐘，非常節省能源！建議使用多層結構鋼材鍋，不僅傳熱效果好，煮的時候也能讓食材均溫，小火即可達到保留營養的低溫烹調。

余中醫師說

☞ 馬鈴薯、紅蘿蔔等根莖類的食物很健脾胃，幾乎可以取代主食，並且改善消化不良症狀。而若是在成長期中的女孩常常貧血，則可以用牛肉來代替梅花肉，補充優質蛋白質及鐵質。

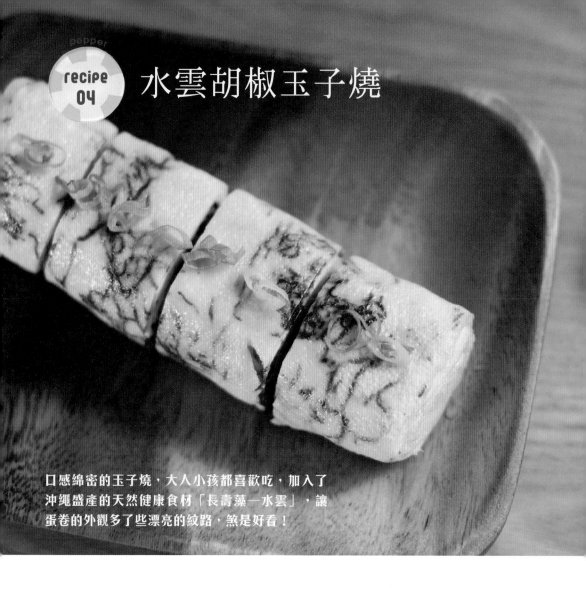

pepper

recipe 04

水雲胡椒玉子燒

口感綿密的玉子燒，大人小孩都喜歡吃，加入了
沖繩盛產的天然健康食材「長壽藻—水雲」，讓
蛋卷的外觀多了些漂亮的紋路，煞是好看！

傳家指數	🏠🏠🏠🏠
料理時間	15 分鐘
難易程度	★★★★
適合階段	青春期、成年期、妊娠期、更年期

（2～3人份）

⊙ **材料**

水雲‧‧‧‧‧‧‧‧‧‧‧‧20g
雞蛋‧‧‧‧‧‧‧‧‧‧‧‧4 個
玄米油‧‧‧‧‧‧‧‧‧1.5 大匙

⊙ **調味料**

海鹽‧‧‧‧‧‧‧‧‧‧‧‧1 小匙
白胡椒粉‧‧‧‧‧‧‧‧1 小匙

(must know)

喻姐說

☞ 低卡路里、形似髮菜的
水雲，口感滑順，可搭配
各種食材，尤其適合以醋
醃漬；所含的「褐藻醣膠」
可調節體質、降血壓、護
關節、提昇免疫力，適合
各種年齡層食用。

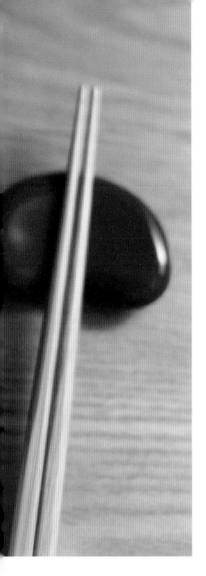

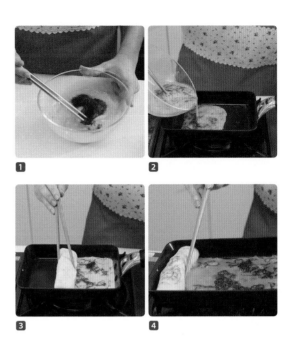

☞ 黑胡椒與白胡椒相
比,白胡椒氣味較為強
烈,性熱味辛,能增進
食慾、幫助消化與排汗
去濕。

◉ **做法**

1. 水雲切成長段,雞蛋打成蛋液,兩者加調味料後混合拌勻。

2. 取一只玉子燒鍋(平底鍋亦可),冷鍋加玄米油 1/2 大匙,先倒入 1/3 做法 1 的蛋液,轉小火,移動鍋子讓蛋液均勻布滿鍋面,離火。

3. 趁著做法 2 蛋液略熟時,以筷子快速捲成長條狀。

4. 做法 3 移至鍋面一端,續加玄米油 1/2 大匙,開火,續淋上 1/3 蛋液,此時須把位於邊端的蛋卷稍稍夾離鍋面,讓蛋液流至蛋卷下方,鬆開筷子,使其密合,離火,續捲成蛋卷狀。

5. 做法 4 蛋卷移至鍋面一端,重覆做法 4 加油、淋蛋液、捲起的動作,最後以刀具將蛋卷切成塊狀,即可擺盤上桌。

雞胸佐蘿蔓沙拉溏心蛋

一般的雞胸肉多用汆燙後入鍋煎製的方式呈現，火候拿捏一個不小心，就會出現乾柴的口感，若是使用低溫烹調舒肥機，低溫均質加熱，除了外表呈現粉嫩顏色引人食慾，口感更是一級棒的鮮嫩！

🐖🐖🐖🐖
40 分鐘 (泡鹽水需 20 分鐘、舒肥需 2 小時)

★★★★

青春期、成年期、妊娠期、更年期

材料

雞胸肉‧‧‧‧‧‧‧‧1 付
海鹽‧‧‧‧‧‧‧‧‧1 小匙
橄欖油‧‧‧‧‧‧‧‧1 大匙
雞蛋‧‧‧‧‧‧‧‧‧5 個
蘿蔓心‧‧‧‧‧‧‧‧6 株
胡桃碎‧‧‧‧‧‧‧‧20g
紫洋蔥絲‧‧‧‧‧‧‧100g
起士粉‧‧‧‧‧‧‧‧2.5 大匙

薑粉‧‧‧‧‧‧‧‧‧3 小匙
櫻桃蘿蔔片‧‧‧‧‧16 片
紫捲鬚‧‧‧‧‧‧‧‧30g
綠捲鬚‧‧‧‧‧‧‧‧30g

◉ **調味料** (1 人份)
橄欖油‧‧‧‧‧‧‧‧1 大匙
巴莎米可醋‧‧‧‧‧1 小匙

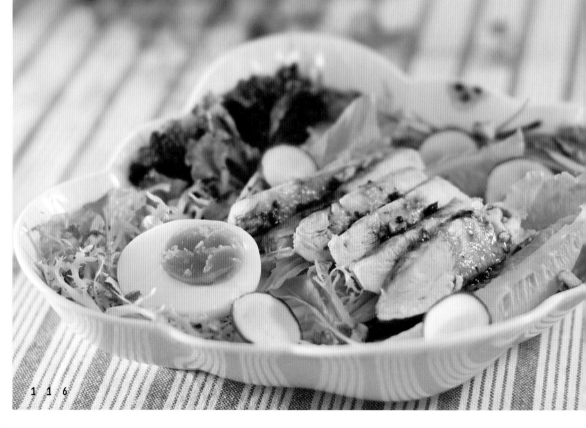

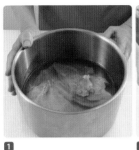
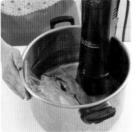

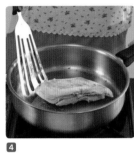
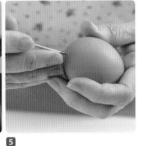

◉ **做法**

1. 雞胸肉放入湯鍋中，加水淹過，再加海鹽泡約 20 分鐘。

2. 做法 1 取出，拭乾表面水分，放入真空袋中，加入橄欖油，抽真空後封口。

3. 備一湯鍋，加水覆蓋真空袋，以 58 ～ 60℃舒肥 2 小時，取出表面擦乾。

4. 另取一平底鍋，鍋入橄欖油，將雞胸煎至兩面金黃，取出切斜片備用。

5. 雞蛋從冰箱取出回溫 1 小時，尾端以尖物戳小洞，放入湯鍋加水覆蓋，啟動舒肥機，設定 85℃舒肥 15 分鐘後取出。

6. 另備一鍋滾水，放入做法 5 雞蛋煮約 2 分鐘；取出泡冰水，剝去外殼即為「溏心蛋」，取一顆切半備用。

7. 蘿蔓心對切（一切為二）鋪盤，將切片好的雞胸肉鋪上，淋上油醋醬汁，撒上胡桃碎、紫洋蔥絲、起士粉及薑粉，再以溏心蛋、櫻桃蘿蔔片、紫捲鬚、綠捲鬚做盤飾，雞胸肉淋上以調味料混合好的油醋醬汁即成。

━━━━━━━━━━━ (must know) ━━━━━━━━━━━

喻姐說

☞ 舒肥溏心蛋時，第一階段設定 85℃是為了讓蛋白快速凝結，第二階段再煮滾 2 分鐘可讓蛋白熟成，蛋黃低溫加熱達到最佳口感。此外，若無舒肥機也可將雞蛋用電鍋蒸約 8 分鐘，放在架上直立可讓蛋黃在中間。

余中醫師說

☞ 雞蛋富含完整的優質蛋白質、維生素，促進成長發育，青春期或備孕者補充元氣、增強體力、滋補養身。

pepper

recipe 06 香菇豆腐雞肉堡

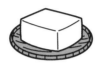

雞胸肉如果不會調理，很容易做出柴柴的口感，廚藝新
手可以從豆腐雞肉堡入手，將雞胸肉與豆腐融合，不僅
好吃，還是小孩、老人都適合的一道創意餐點。

──────────────── (must know) ────────────────

喻姐說

☞ 本道菜的豆腐捏碎後，需
加少量海鹽讓其快速出水，
並用濾網篩過，盡量擠乾水
分，以免影響摔打豆腐雞肉
糰的黏稠度。

余中醫
師說

☞ 雞胸肉性味甘溫，溫中益
氣、養血調經；豆腐性涼味
甘，生津潤燥，清熱解毒。
以雞胸和豆腐製成的漢堡，
適合牙口不適、營養不良、
年老者食用。

蘇醫師說

☞ 雞胸肉是脂肪較少的部
位，可提供優質蛋白質，促
進膠原蛋白的合成，適合體
質虛弱、病後、長者攝取。

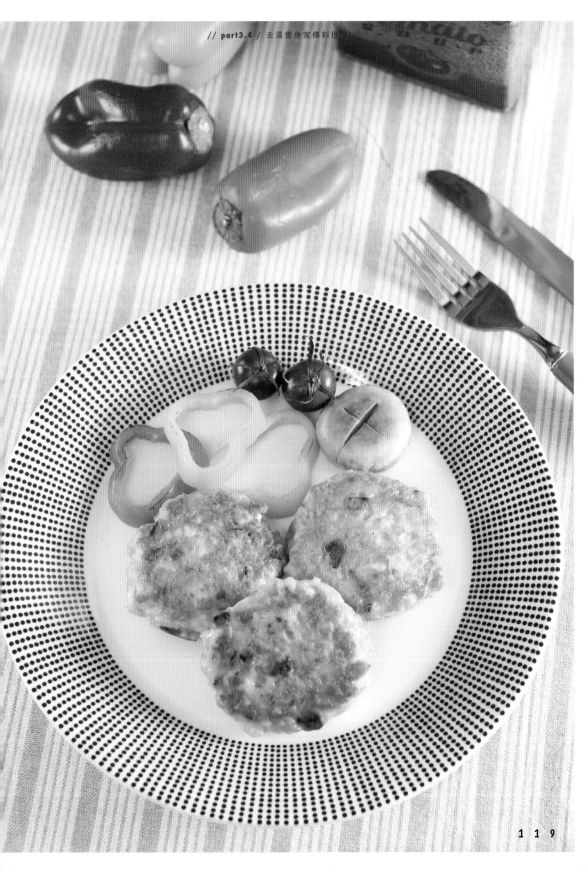

傳家指數	🏠🏠🏠
料理時間	25 分鐘
難易程度	★★★★
適合階段	青春期、成年期、妊娠期、更年期

（4 人份）

◉ **材料**

雞胸肉‧‧‧‧‧‧‧‧‧200g
有機板豆腐‧‧‧‧‧1 盒
涼薯‧‧‧‧‧‧‧‧‧‧60g
香菇‧‧‧‧‧‧‧‧‧‧2 朵
中薑‧‧‧‧‧‧‧‧‧‧20g
玄米油‧‧‧‧‧‧‧‧1 大匙
雞蛋‧‧‧‧‧‧‧‧‧‧1 個
黃、紅水果椒‧‧‧適量
蘑菇‧‧‧‧‧‧‧‧‧‧1 個

◉ **調味料 A**

海鹽‧‧‧‧‧‧‧‧‧‧1 小匙
白胡椒‧‧‧‧‧‧‧‧少許
米酒‧‧‧‧‧‧‧‧‧‧少許

◉ **調味料 B**

醬油‧‧‧‧‧‧‧‧‧‧1 大匙
玉米粉‧‧‧‧‧‧‧‧20g
海鹽‧‧‧‧‧‧‧‧‧‧1 小匙
白胡椒粉‧‧‧‧‧‧少許

Cooking file.

料理行家挑選雞肉小撇步

食安問題，讓大家不放心，下面透過幾個挑選雞肉的注意要點，
讓您安心地購買，放心地吃！

一. 掌握看、摸、聞三要點

☞ 看：新鮮的雞肉，皮呈淡白色，肌肉結實有彈性；不新鮮的雞皮呈淡灰色或黃色。

☞ 摸：新鮮雞肉輕輕按壓，不留痕跡，且不黏手；而不新鮮的雞肉，用手按壓一下，
會留下顯著的痕跡。

☞ 聞：一般雞肉不會有異味，如有異味，請勿購買。

二. 鑑別活雞、死雞、注水雞

☞ 活雞：屠宰刀口不平整，放血良好，肉呈現白色。

☞ 死雞：刀口平整，甚至沒有刀口，放血不良，肉質呈現暗紅色。

☞ 注水雞：翅膀或其他部位後面有紅針點，周圍呈黑色，摸皮膚會發現明顯打滑。

[註] 注水肉為增加重量作過注水處理的肉品，是劣質肉品。

三. 溫體雞肉 vs 冷凍雞肉

溫體雞在屠宰後立即處理烹調，口感優於冷凍雞，但溫體雞都是在屠宰後 4-5 小
時後，才運送到市場販售，酸敗程度很難從肉眼判斷，極有風險。建議選購貼有
CAS 認證標章的冷凍雞肉，確保食用安全。

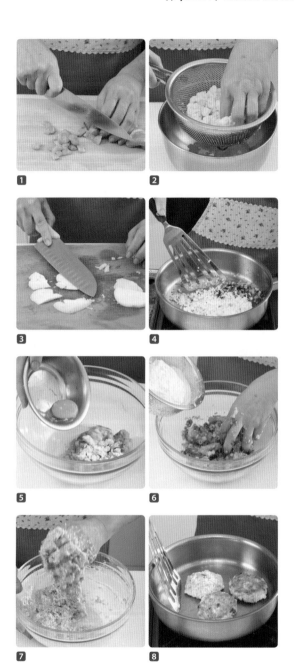

⊙ **做法**

1. 雞胸肉先切成條狀,再切成小丁,最後剁成泥狀,加調味料 A 拌勻備用。

2. 將板豆腐捏碎,加少許海鹽,靜置一下,以濾網篩過並擠乾水分。

3. 涼薯削皮後,以刀面拍扁後再切碎;中薑去皮後切末;香菇切丁備用。

4. 取一鍋倒入玄米油,先下薑末、香菇丁、涼薯碎拌炒一下,續入醬油 1 大匙拌炒熄火放涼備用。

5. 做法 1 的雞胸肉,加全蛋、玉米粉拌勻備用。

6. 做法 5 加入做法 2、做法 4 以及海鹽 1 小匙、白胡椒少許拌勻。

7. 做法 6 摔打多次,使其呈現具彈性的黏稠狀。

8. 做法 7 分成 6 ～ 8 等份,做成 6 ～ 8 個丸子,壓扁成中間凹陷的漢堡狀,以中火兩面煎成金黃色,再加蓋燜熟。

9. 將黃、紅水果椒切成圈狀,與表面劃十字的整顆蘑菇一起入油鍋,小火略煎至變色且香味溢出,即可與做法 8 一同擺盤上桌享用。

ginger

recipe 07

薑燒洋蔥雞翅

傳家指數	🏠🏠🏠
料理時間	30 分鐘
難易程度	★★★
適合階段	青春期、成年期、妊娠期、更年期

（3～4 人份）

◉ 材料

三節雞翅‧‧‧‧‧‧‧4 隻
乾香菇‧‧‧‧‧‧‧‧4 朵
洋蔥‧‧‧‧‧‧‧‧‧‧100g
蔥‧‧‧‧‧‧‧‧‧‧‧‧1 支
苦茶油‧‧‧‧‧‧‧‧1 大匙
中筋麵粉‧‧‧‧‧‧少許
薑片‧‧‧‧‧‧‧‧‧‧6 片
水‧‧‧‧‧‧‧‧‧‧‧‧200cc
香菜‧‧‧‧‧‧‧‧‧‧少許

◉ 醃料

紹興酒‧‧‧‧‧‧‧‧1 小匙
醬油‧‧‧‧‧‧‧‧‧‧1/4 小匙
白胡椒粉‧‧‧‧‧‧少許

◉ 調味料

味噌‧‧‧‧‧‧‧‧‧‧1 大匙
紹興酒‧‧‧‧‧‧‧‧1 大匙
醬油‧‧‧‧‧‧‧‧‧‧1 大匙
白胡椒粉‧‧‧‧‧‧少許
二砂糖‧‧‧‧‧‧‧‧1 大匙

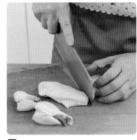
1

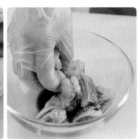
2

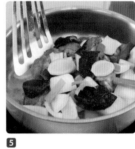
5

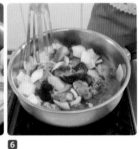
6

◉ 做法

1. 將三節雞翅用刀切去前段及後段，取中段（雞翅中翅），再切塊。

2. 做法 1 用紹興酒、醬油、白胡椒粉等醃料抓醃備用。

3. 乾香菇泡水至軟後切塊；洋蔥去皮後切塊；蔥切段；調味料混合均勻備用。

4. 炒鍋倒入苦茶油，雞翅略沾麵粉，以小火煎至表面金黃，翻面續煎至 5～6 分熟，盛出備用。

5. 原鍋下薑片、蔥段、洋蔥炒香，續入雞翅、香菇塊、調味料一起拌炒。

6. 做法 5 加水 200cc 燜煮約 10 分鐘，盛盤後撒上香菜，即可享用。

人在疲累時容易免疫力下降，抵抗力變弱，出現喉嚨不舒服、呼吸道或皮膚不適，此時可多補充蛋白質含量高、營養容易被人體吸收，可增強體力的雞肉料理。

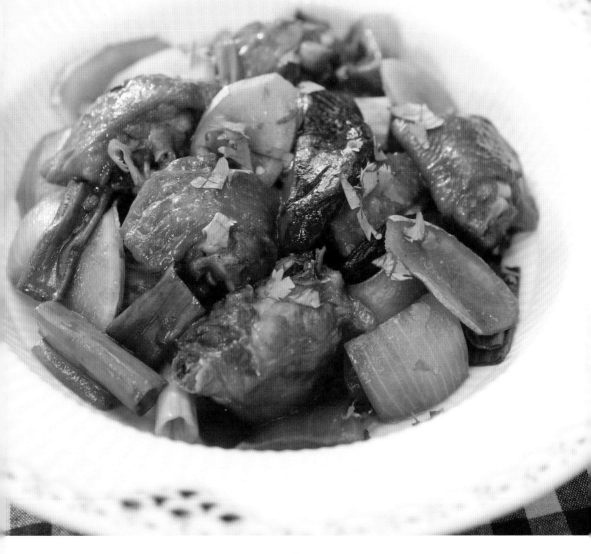

─────── (must know) ───────

喻姐說

☞ 雞翅含有優質蛋白質與必需胺基酸，能促進膠原蛋白的合成，可消除疲勞、補充元氣。

余中醫師說

☞ 雞翅雖然看起來沒有多少肉，但在軟骨及筋膜裡，含有大量的膠原蛋白，可強健血管、皮膚、內臟。

老薑黑麻油雞

這是家傳改良版的黑麻油雞,不用黑
麻油焗老薑,反而用不燥熱、不上火
的苦茶油來焗出香味,加了很多菇蕈、
蔬菜平衡油膩感,更是一絕!

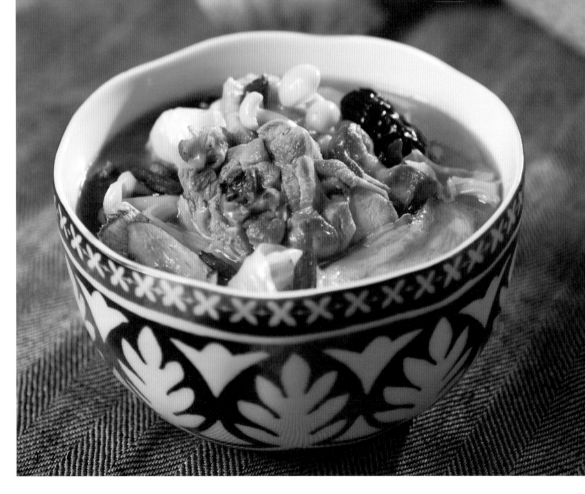

傳家 指數	🏠🏠🏠🏠
料理 時間	55 分鐘
難易 程度	★★★
適合 階段	青春期、成年期、妊娠期

（4 人份）

⊙ **材料**

老薑‧‧‧‧‧‧‧‧‧‧100g
土雞腿肉‧‧‧‧‧‧‧1 隻
雞翅‧‧‧‧‧‧‧‧‧‧‧1 隻
美白菇‧‧‧‧‧‧‧‧40g
高麗菜‧‧‧‧‧‧‧1/3 個
苦茶油‧‧‧‧‧‧‧‧2 大匙

水‧‧‧‧‧‧‧‧‧‧‧‧250cc
紅棗‧‧‧‧‧‧‧‧‧‧8 顆
枸杞‧‧‧‧‧‧‧‧‧1 小把

⊙ **調味料**

米酒頭‧‧‧‧‧‧‧‧1/2 瓶
黑麻油‧‧‧‧‧‧‧‧1 大匙

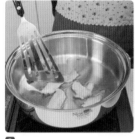
2

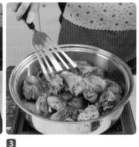
3

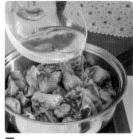
4

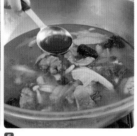
5

⊙ **做法**

1. 老薑切片，雞腿及雞翅剁塊，美白菇撥成小段、高麗菜撕成片狀備用。

2. 平底鍋倒入苦茶油，開中火，下老薑片煸至香味出來。

3. 做法 2 原鍋放入雞塊、雞翅炒至半熟。

4. 做法 3 加入米酒頭、水、紅棗，加蓋轉小火燜煮約 30 分鐘。

5. 做法 4 轉中火，加美白菇、高麗菜、枸杞煮滾，起鍋前淋上黑麻油即可享用。

─────── (must know) ───────

喻姐說

☞ 本道需使用米酒頭，最好不要用加鹽的料理米酒，如果不怕酒味，可以用整瓶米酒頭，不加水熬煮，風味更好！

余中醫師說

☞ 本道屬於溫補料理，建議於經期過後或是孕後 2 周飲食調養，不適合給常熬夜的熟女或更年期潮紅體燥者，或上火、青春痘、皮膚過敏者食用。

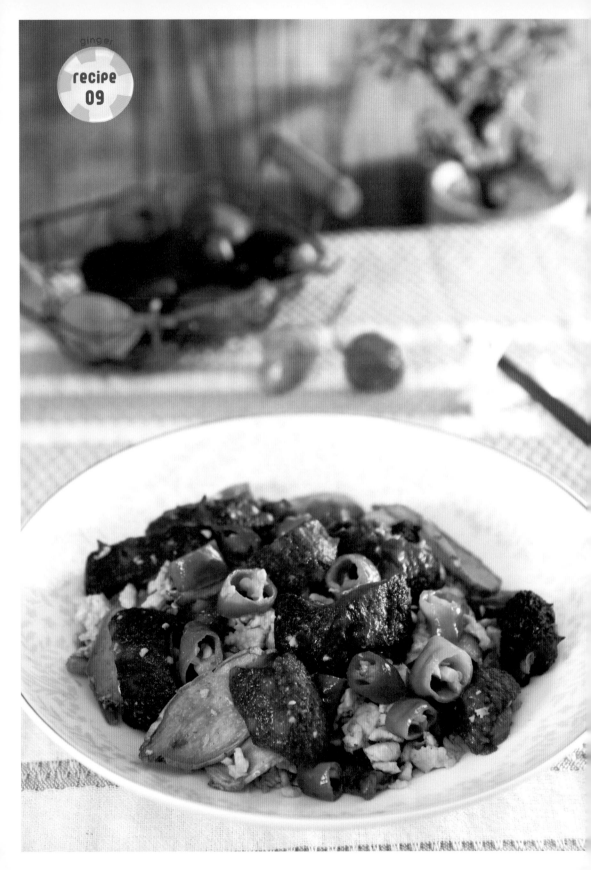

海參雞米椒

曾經有位重養生的長者告訴我:「他每天都要吃一條海參,保養自己的身體。」零膽固醇、營養價值高的海參,對兒童成長、老人體弱有助益,是兼顧各個年齡層的極好食材。

───── (must know) ─────

喻姐說

☞ 自己泡發海參最放心,但泡發的容器不能有油;海參的沙嘴要去除並沖淨,這樣吃的時候就不會有沙子;一次發好的海參可分成數小包放凍庫保存,每次取用非常方便。

余中醫師說

☞ 本道菜最適合更年期婦女食用,骨鬆腰痠、皮膚乾燥者可藉此調養;海參可滋陰潤腎,若再加入中藥材何首烏、黑豆、杜仲等一同入菜,效果更佳。

蘇醫師說

☞ 低膽固醇的海參,適合三高患者食用,可減少膽固醇的負擔;膠原蛋白所含的黏多醣體,能提高免疫力,適當攝食海參,幫助女性養顏美容。

傳家指數	☆☆☆☆
料理時間	60 分鐘（海參泡發 5～6 天）
難易程度	★★★★
適合階段	青春期、成年期、妊娠期、更年期

（3 人份）

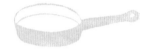

◉ 材料

發好的海參（切塊）
· · · · · · · · · · · · · 250g
糯米椒（切圈）
· · · · · · · · · · · · 3 個
雞胸肉（雞米）
· · · · · · · · · · · · 100g
蔥· · · · · · · · · · · · 1 支
老薑· · · · · · · · · · 30g

◉ 調味料 A

海鹽· · · · · · · · · · · 1 小匙
醬油· · · · · · · · · · · 2 小匙
蛋液· · · · · · · · · · · 1/4 個
玉米粉· · · · · · · · · 20g

◉ 調味料 B

米酒· · · · · · · · · · 15g
水· · · · · · · · · · · · 150g
醬油· · · · · · · · · · 1 大匙
蠔油· · · · · · · · · · 1 小匙

◉ 調味料 C

花椒（藤椒）油· · 1/2 小匙

Cooking file.

乾海參如何泡發？

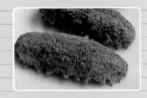

㈠：冷水浸泡，將乾參泡軟（取決於海參的大小，大約需要泡一天）。

㈡：縱向剪開海參的肚子，取出筋腱，順便把海參一端的砂嘴去除，並沖洗乾淨。

㈢：用冷水下鍋，水滾之後關火放入海參。

㈣：讓海參自然冷卻，勿添加冷水。

㈤：冷卻之後換水。浸泡海參放置冰箱冷藏（水一定要淹過海參），每天重複 2 次（早晚各 1 次）。

㈥：每天從冰箱取出，換水，煮過，要重覆第三至第五動作，約 4～5 天就可以入菜烹調食用。

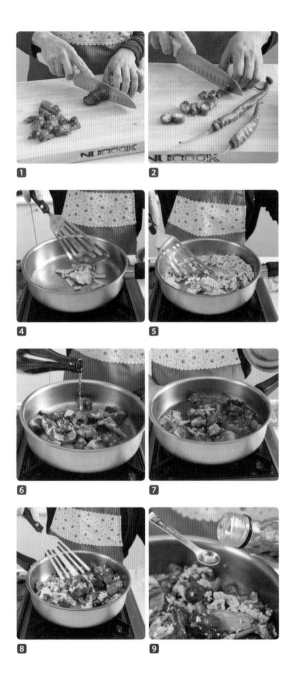

◉ 做法

1. 將發好的海參洗淨後瀝乾水分，切成塊狀。

2. 糯米椒洗淨後瀝乾去籽，切成圈狀備用。

3. 雞胸肉先切成條狀，再切成小丁，加入調味料 A 略為抓醃。

4. 蔥切段，老薑洗淨擦乾切片，冷鍋冷油開中火將半支蔥段、薑片炒出香味。

5. 做法 4 加入做法 3 的雞米拌炒後，盛出備用。

6. 原鍋再放入海參、半支蔥段、薑片 1 片與調味料 B 一同烹煮。

7. 做法 6 需煮滾，熄火後加蓋續燜 40 分鐘至入味，盛出海參備用。

8. 將做法 2 糯米椒、做法 5 雞米與做法 7 的海參一同再入鍋拌炒。

9. 做法 8 熄火後淋上少許藤椒油拌勻提味，即可裝盤上桌享用。

菲力牛排

傳家指數	★★★★★
料理時間	25 分鐘（舒肥需 2 小時）
難易程度	★★★
適合階段	青春期、成年期、妊娠期、更年期

（1～2 人份）

◉ **材料**

菲力牛肉‧‧‧‧1 塊
(3 公分厚，約 200g)
整顆大蒜‧‧‧‧1 顆
橄欖油‧‧‧‧‧‧1 大匙
黃、綠櫛瓜‧‧各 1/3 條
紫洋蔥‧‧‧‧‧‧1/8 顆
蘆筍‧‧‧‧‧‧‧‧5 支
煮好的馬鈴薯泥
‧‧‧‧‧‧‧‧‧‧50g

◉ **調味料 A**

海鹽‧‧‧‧‧‧‧‧1 大匙
黑胡椒粉‧‧‧‧1 小匙
橄欖油‧‧‧‧‧‧1 大匙

◉ **調味料 B**

橄欖油‧‧‧‧‧‧1 大匙
巴莎米可醋‧‧1 小匙

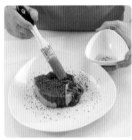

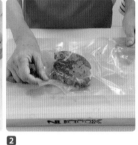

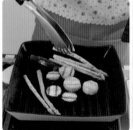

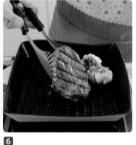

◉ **做法**

1. 菲力牛肉以紙巾拭乾，兩面均勻撒上調味料 A 的海鹽、黑胡椒粉，並抹上 1 大匙橄欖油。

2. 做法 1 放入真空包裝袋中，抽真空封好。

3. 取一湯鍋，裝水至湯鍋 1/2 處，低溫舒肥機放入，也放入做法 2 真空包裝菲力牛肉，設定 52℃舒肥 2 小時。

4. 做法 3 取出，放入可煎烤出烙紋的煎烤盤，與對切的大蒜一起，淋點橄欖油，兩面煎烤至金黃色。

5. 黃、綠櫛瓜切厚片、紫洋蔥整顆去皮切塊、蘆筍洗淨瀝乾水分，全部撒上適量海鹽、黑胡椒，淋上橄欖油，放入煎烤盤開中火烤至金黃上色。

6. 將做法 4、5 煎烤好的牛排、大蒜及其他配菜、馬鈴薯泥，一同盛入盤中，菲力牛排上淋一些調味料 B 混合好的油醋醬汁，即可享用。

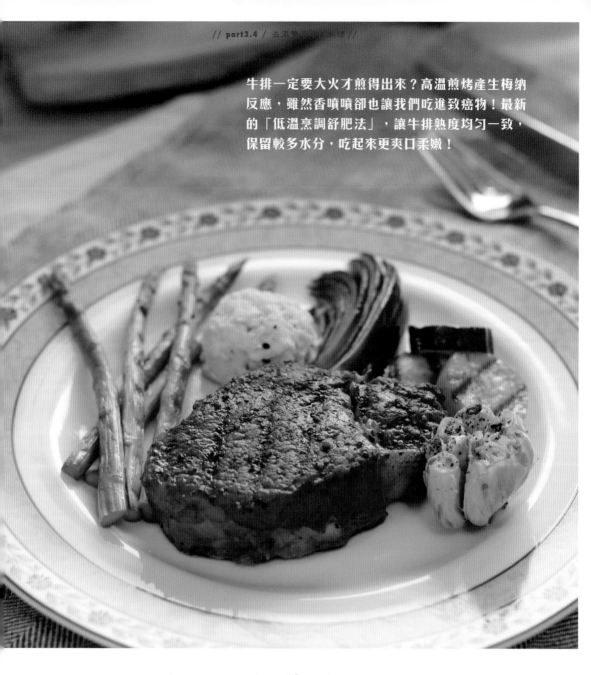

牛排一定要大火才煎得出來？高溫煎烤產生梅納反應，雖然香噴噴卻也讓我們吃進致癌物！最新的「低溫烹調舒肥法」，讓牛排熟度均勻一致，保留較多水分，吃起來更爽口柔嫩！

----------(must know)----------

喻姐說

☞ 菲力牛肉請選厚的(愈厚愈好)；調味料 B 油醋醬汁比例為橄欖油 3：巴莎米可醋 1 調勻即可；馬鈴薯泥做法是將其去皮後切塊蒸熟搗成泥，加入海鹽、胡椒粉、無鹽奶油拌勻即成。

余中醫師說

☞ 牛肉性味甘平，含豐富的優質蛋白質，可強筋壯骨、補虛養血，適量的攝食，可預防貧血、增強記憶力、促進新陳代謝。

131

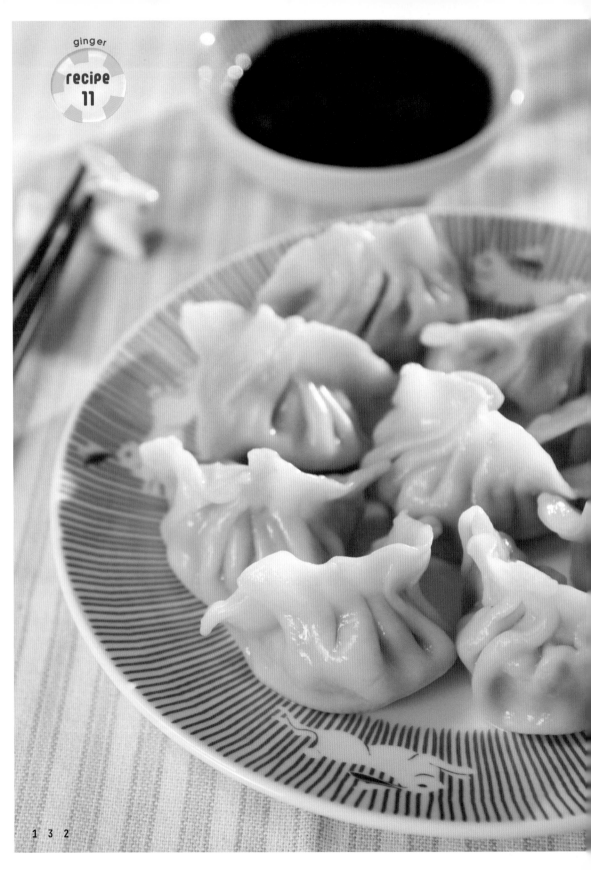

紅蘿蔔牛肉水餃

一般餃子的蔬菜食材多是高麗菜或韭菜，你可聽過以紅蘿蔔絲、牛肉為主餡料？營養滿分的紅蘿蔔絲加上花椒油拌炒，再和補血的台灣本土牛絞肉混合均勻，正好去除牛肉腥膻隱味，如此做出來的水餃，既開胃又好吃！

傳家指數	🏠🏠🏠🏠🏠
料理時間	60 分鐘
難易程度	★★★★
適合階段	青春期、成年期、妊娠期、更年期

（4 人份）

◉ **材料**

有機紅蘿蔔‧‧‧‧‧800g
蔥‧‧‧‧‧‧‧‧‧‧‧100g
中薑‧‧‧‧‧‧‧‧‧‧50g
台灣本土牛絞肉‧‧500g
肥豬絞肉‧‧‧‧‧‧‧100g
雞蛋‧‧‧‧‧‧‧‧‧‧2 個
餃子皮‧‧‧‧‧‧‧‧700g

◉ **調味料**

花生油‧‧‧‧‧‧‧‧5 大匙
花椒粒‧‧‧‧‧‧‧‧3 大匙
米酒‧‧‧‧‧‧‧‧‧‧2 大匙
白胡椒粉‧‧‧‧‧‧‧1 大匙
藤椒油‧‧‧‧‧‧‧‧1 小匙
海鹽‧‧‧‧‧‧‧‧‧‧2 小匙

━━━━━━ (must know) ━━━━━━

喻姐說

☞ 這一道是我的思親料理，小時候胃口不好，媽媽便會製作這道紅蘿蔔牛肉水餃讓我開胃；記得我懷孕時沒胃口，一直吐，也多虧了這道料理幫我恢復體力。對我來說，做這道菜是傳承自我媽媽的味道，意義重大！

余中醫師說

☞ 牛肉加紅蘿蔔，非常適合用於補血；像女孩子容易貧血或青春期在學校讀書沒時間吃飯，都可以用這道來當點心，可補充完整的營養。

蘇醫師說

☞ 蛋白質與鐵質含量豐富的牛肉，對月經過多、造成缺鐵性貧血的女性有幫助；紅蘿蔔為「窮人的人參」，其 β 胡蘿蔔素經由肝臟代謝轉換成維他命 A，所含硒元素更可提升免疫力。

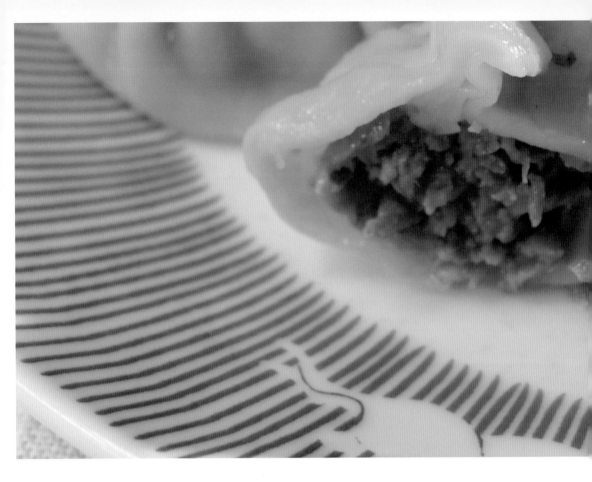

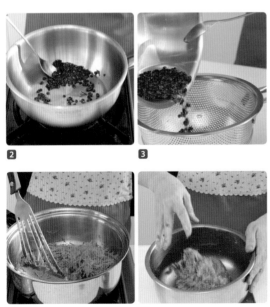

2　**3**

4　**5**

⊙ **做法**

1. 有機紅蘿蔔去皮後切絲；蔥洗淨瀝乾後切蔥花；中薑洗淨擦乾切末備用。

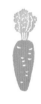

2. 取一小鍋倒入花生油，開火加熱，將花椒粒放入，拌至滾，熄火，煉出「花椒油」。

3. 將做法 2 的花椒油靜置 5 分鐘後，瀝出備用。

4. 另取一炒鍋倒入花椒油，將紅蘿蔔絲拌炒至軟，放涼備用。

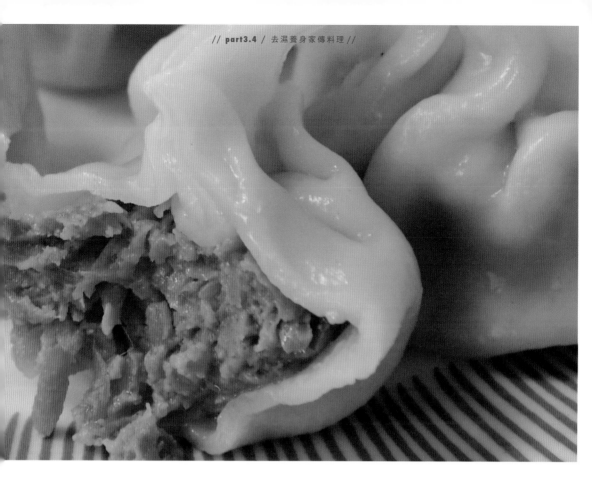

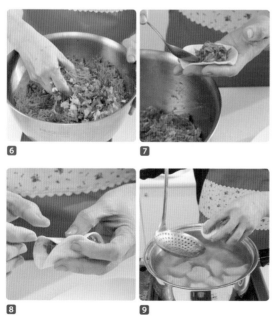

5. 牛絞肉和肥豬絞肉放入調理盆內，加一個蛋、米酒拌勻，摔打至黏稠狀。

6. 做法 5 加入炒軟的紅蘿蔔絲、蔥花、薑末、白胡椒粉、藤椒油攪拌均勻。

7. 取一張餃子皮，填入約 1 大匙份量的做法 6 餡料。

8. 將做法 7 餃子皮邊緣沾水，兩邊夾緊，捏成元寶狀。

9. 準備一鍋滾水，下餃子，點水 3 次，待餃子浮起，即可。

ginger

recipe
12

咖哩薑末蕎麥麵

根據國外醫學研究，每周吃 2 ～ 3 次咖哩，可降低罹患失智症的機率，上了年紀的人，多吃這道料理準沒錯！但孕婦要適量攝食，不要過量。

傳家指數	🏠🏠🏠🏠🏠
料理時間	45 分鐘
難易程度	★★★
適合階段	青春期、成年期、妊娠期、更年期

（2～3 人份）

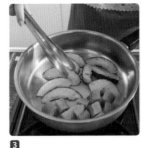
❸

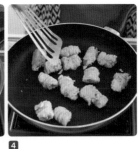
❹

◉ 材料

南瓜・・・・・・・・・・150g
洋蔥・・・・・・・・・・1/4 個
紅蘿蔔・・・・・・・・1/2 條
綠花椰菜・・・・・・・70g
椰子油・・・・・・・・2 大匙
薑末・・・・・・・・・・2 大匙
咖哩粉（南洋紅咖哩粉、印度黃咖哩粉兩種混合）・・・・・・・・3 大匙
素豆腸・・・・・・・・150g
水・・・・・・・・・・・400cc
蕎麥麵・・・・・・・・180g

◉ 調味料

海鹽・・・・・・・・・・1 小匙
黑胡椒粒・・・・・・・少許

◉ 做法

1. 南瓜洗淨去籽不去皮對切再切厚片，洋蔥去皮切丁，紅蘿蔔去皮切小塊，綠花椰菜洗淨分切小朵備用。

2. 取鍋倒入 1 大匙椰子油，下洋蔥丁、薑末炒香，再加入咖哩粉，以小火拌炒至香味溢出。

3. 南瓜、紅蘿蔔以 1 大匙椰子油中火煎至表面金黃色。

4. 另取鍋，不放油，乾鍋將素豆腸煸香，至有點上色。

5. 將做法 3 與 4 一起加入做法 2 中拌勻。

6. 做法 5 加水 400cc 燜煮約 20 分鐘（剩 2 分鐘時加入綠花椰菜煮）至收汁，續入海鹽、黑胡椒粒調味。

7. 取鍋盛水煮滾，下蕎麥麵煮熟後，過冷開水，撈起瀝水裝碗，加入做法 6 搭配食用。

(must know)

喻姐說

☞ 富含薑黃素的咖哩與薑，可抗氧化、抗老化、抗發炎，並抑制細胞不正常發展，促進新陳代謝，尤其可助肝臟排毒。

余中醫師說

☞ 胃痛主因飲食傷胃或寒邪侵犯導致脾胃虛弱、胃氣鬱滯、腸胃黏膜發炎，咖哩粉的十多種香料其中一種為薑黃素，可疏肝理氣、舒緩胃痛，辣的咖哩更能促進食慾、幫助血液循環。

蘇醫師說

☞ 南瓜含豐富的類胡蘿蔔素，具有保護皮膚及黏膜完整、提昇免疫力的作用。與咖哩搭配在一起食用，是舒緩胃痛的好料理。

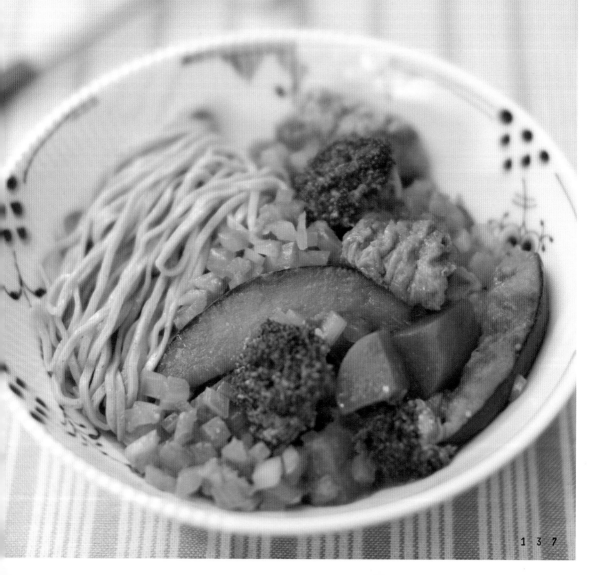

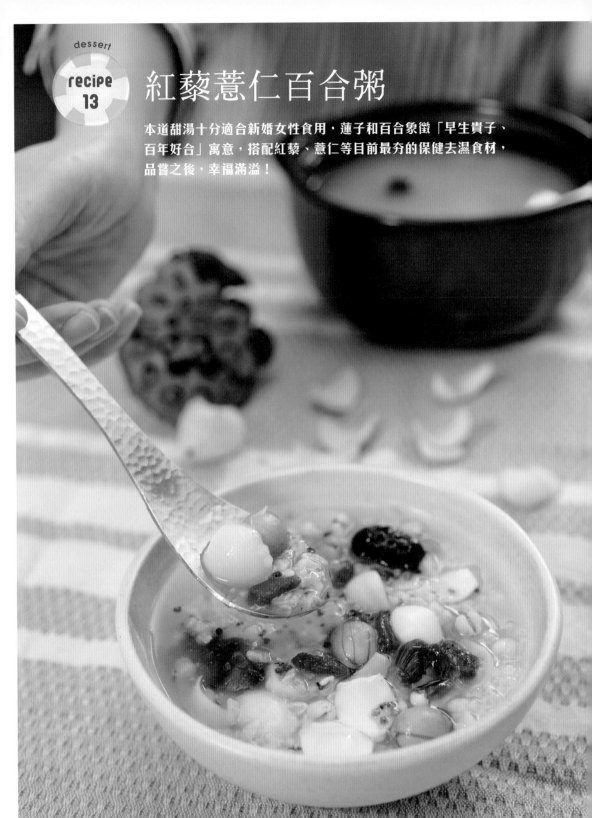

紅藜薏仁百合粥

本道甜湯十分適合新婚女性食用，蓮子和百合象徵「早生貴子、
百年好合」寓意，搭配紅藜、薏仁等目前最夯的保健去濕食材，
品嘗之後，幸福滿溢！

傳家指數	🏠🏠🏠🏠
料理時間	30 分鐘（薏仁需泡水）
難易程度	★★
適合階段	青春期、成年期、妊娠期、更年期

（3 人份）

◉ **材料**

薏仁‧‧‧‧‧‧‧‧‧20g
紅藜‧‧‧‧‧‧‧‧‧10g
圓糯米‧‧‧‧‧‧‧‧25g
新鮮帶皮蓮子‧‧‧20g
新鮮百合‧‧‧‧‧‧‧1 球
紅棗‧‧‧‧‧‧‧‧‧‧6 顆
枸杞‧‧‧‧‧‧‧‧‧7 ～ 8 顆
桂圓乾‧‧‧‧‧‧‧‧適量

◉ **調味料**

黑糖‧‧‧‧‧‧‧‧‧‧適量

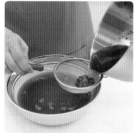
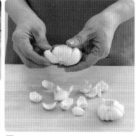
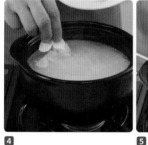
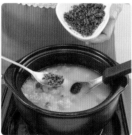

◉ **做法**

1. 取一小鍋放入薏仁，注水，用鹽搓洗乾淨，再加水淹過薏仁，浸泡一個晚上。

2. 紅藜沖洗乾淨；將薏仁、圓糯米、紅藜分別放入電鍋中，外鍋加 1 杯水蒸熟，薏仁、紅藜分別以濾網瀝掉水分備用。

3. 新鮮帶皮蓮子加水淹過，放入電鍋蒸熟；新鮮百合，用手一片片剝下來，泡水備用。

4. 紅棗、枸杞用水沖淨；將做法 2 煮成粥的圓糯米，加紅棗、枸杞燜煮 5 分鐘，續入百合、桂圓乾燜煮 5 分鐘。

5. 做法 4 加入蒸熟薏仁、紅藜即成，食用時可加依個人喜好加入黑糖調整甜度。

(must know)

喻姐說 ☞ 我多年前出版的《食蔬好日子》書中介紹台東拉勞蘭部落的「台灣紅藜」後，富含蛋白質和維生素的紅藜，已成為「營養食材」的珍寶，每天若能適量加入菜餚中，多多補充能量食物！

余中醫師說 ☞ 蓮子味甘澀、性平，含豐富鈣、鐵，能養心安神、健脾補腎，最好買產季帶皮蓮子；百合味甘微苦、性平，有清心安神之效，搭配薏仁一起食用，可美白或提高抗癌保健的作用。

pepper

recipe 14

粵式米湯葷素兩吃

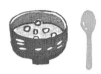

現代女性飲食喜冰冷且三餐不定時，脾胃常處於寒涼、功能低下的狀態；而「脾」是代謝水濕重要的「馬達」，養好「脾之氣」，便是去水濕的第一步！溫熱的米湯可以補養脾胃之氣，最佳食用時間是早上 7 點至 9 點。

─────── (must know) ───────

喻姐說

☞ 米湯加了青蔬食材，兼顧均衡營養；葷食者，除使用蛋白質含量高、低脂的龍虎斑魚片外，也可以用其他魚片像鱸魚、海鱺魚來替代，加上青蔬，可說是全營養的一餐。現磨的亞麻仁籽粉是我每天要補充的營養品。

余中醫師說

☞ 米湯富含維生素 B，對慢性工作疲勞有助益；在老阿嬤時代，口角炎都是用米湯上層米漿塗抹傷口，很快就能癒合。亞麻仁籽含 Ω3 可助孕，磨好的亞麻仁籽粉不要放超過一星期，以免營養流失（最好現磨現吃）。

蘇醫師說

☞ 下班時全身疲累，此時喝一碗暖暖的米湯，立即元氣十足，而且那種元氣是從胃的底部暖上來，充盈全身，這種提神補氣不是咖啡飲品所能比擬的。

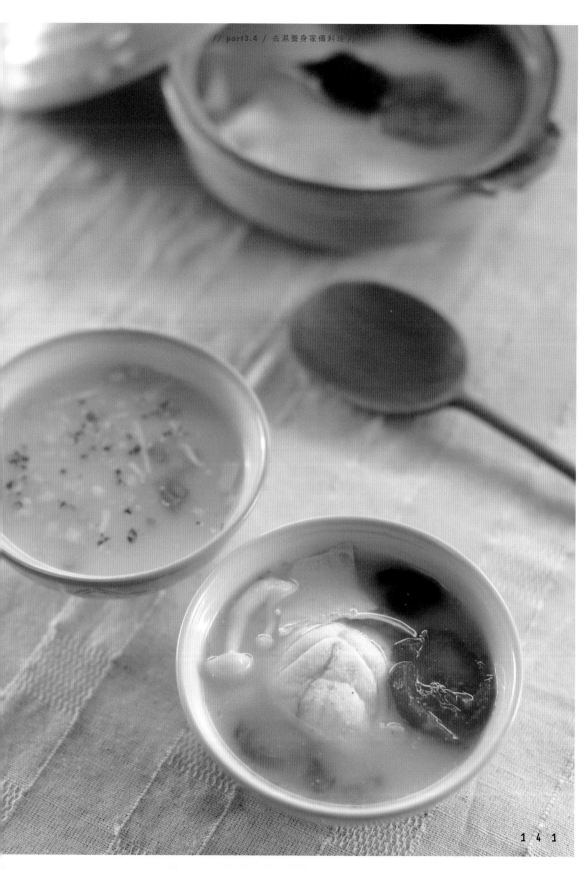

傳家指數	🏠🏠🏠🏠🏠
料理時間	70 分鐘
難易程度	★★★
適合階段	青春期、成年期、妊娠期、更年期

（4 人份）

◉ 材料 A

小米	100g
白米	50g
薏仁	50g
水	3500cc

◉ 材料 B

高麗菜	20g
金針菇	15g
香菇	2 朵
豆皮	2 塊
芹菜	10g
紅蘿蔔	30g
海鹽	2 小匙
胡椒粉	1 小匙
亞麻仁籽	10g

◉ 材料 C

高麗菜	30g
番茄	2 顆
美白菇	20g
黑木耳	20g
豆皮	1 塊
龍虎斑魚片	300g
海鹽	2 小匙
胡椒粉	1 小匙

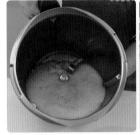
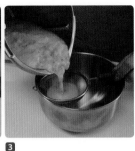

2

3

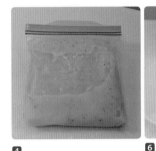
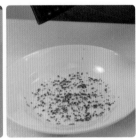

4

6

◉ 做法

1. 將材料 A 泡水約 1 小時，放入深鍋煮滾，轉微火（維持微滾冒小泡泡）煮約 1 小時，煮成濃稠的粥，放涼備用。

2. 做法 1 放入調理機內，加水 800cc 高速攪打成綿細的米湯。

3. 做法 2 以濾網慢慢過濾，留下米湯即為細緻「米湯湯底」備用。

4. 濾出的米湯湯底以夾鍊袋分裝成一袋袋，冷凍保存，使用時再取出非常方便。

5. 材料 B 的高麗菜洗淨後切成丁；金針菇切去尾端後切小段；香菇切丁；芹菜（可留嫩葉）切末。

6. 材料 B 的紅蘿蔔去皮後切丁；亞麻仁籽以研磨器磨成粉屑狀備用。

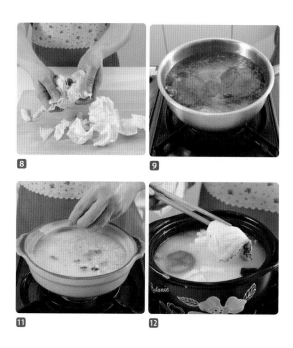

7. 將做法 3 的米湯湯底放入小砂鍋中，放入材料 B(亞麻仁籽粉除外) 煮至滾。

8. 材料 C 的高麗菜洗淨之後，用手撕成一片一片備用。

9. 材料 C 的黑木耳與番茄 (底部劃十字) 分別入滾水汆燙後，黑木耳切片，番茄撈起剝去皮後切片備用。

10. 將材料 C 的美白菇以乾淨布拭淨後撥成小株，豆皮切條備用。

11. 做法 7 熄火後端上桌，撒上做法 6 的亞麻仁籽粉，即為「素米湯」。

12. 將做法 3 的米湯湯底放入小砂鍋中，放入材料 C(龍虎斑除外) 煮至滾，同時以「涮火鍋肉片」的方式一片片涮龍虎斑魚片搭配食用，即為「葷米湯」。

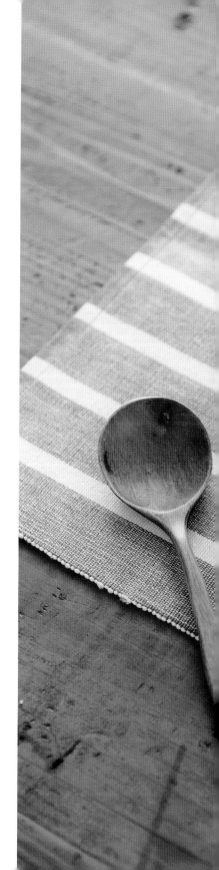

暖呼呼薑火鍋

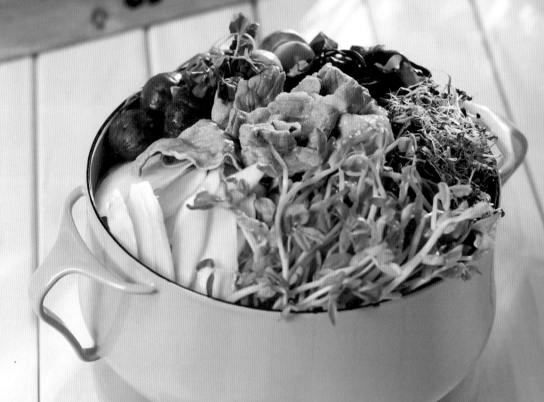

氣血不通、代謝差的女性,常常容易手腳
冰冷、月事來時也會腹部不適,此時可適
量食用牛肉薑火鍋來加以改善,提高體溫。

傳家指數	🏠🏠🏠
料理時間	35 分鐘
難易程度	★★
適合階段	青春期、成年期、妊娠期、更年期

（4 人份）

◉ **材料**

白蘿蔔 · · · · · · · · · 1/4 條
嫩薑 · · · · · · · · · · 20g
豌豆苗 · · · · · · · · 10g
紫高麗芽 · · · · · · 10g
海帶芽 · · · · · · · · · 5g
蘑菇 · · · · · · · · · · 60g
熟栗子 · · · · · · · · 5 顆
水 · · · · · · · · · · 700cc
紹興酒 · · · · · · · · 2 大匙

牛肉片 · · · · · · · · · · 300g

◉ **調味料**

薑泥 · · · · · · · · · · 2 大匙
烏醋 · · · · · · · · · · 2 大匙
醬油 · · · · · · · · · · 2 大匙
麻油 · · · · · · · · · · 1 大匙
肉桂粉 · · · · · · · · 1/4 小匙
七味唐辛子 · · · · · 1/2 小匙

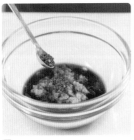
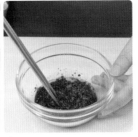
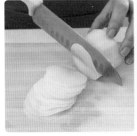
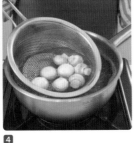

◉ **做法**

1. 將薑泥、烏醋、醬油、麻油、肉桂粉和七味唐辛子一起放入調理碗中。

2. 做法 1 材料全部混合均勻，即為火鍋蘸醬，備用。

3. 白蘿蔔削皮後，切成薄薄的圓片；嫩薑也切薄片備用。

4. 豌豆苗、紫高麗芽洗淨後瀝乾水分；海帶芽泡發；蘑菇拭淨後整顆汆燙撈起備用。

5. 將做法 3、4 及熟栗子等全部食材排列整齊入鍋。

6. 另取鍋入 700cc 水煮滾，注入做法 5 鍋中，開火，加入紹興酒煮 5 分鐘至滾，續入牛肉片入鍋快速汆燙，即可與其他鍋中食材搭配著蘸醬一同食用。

━━━━━━━━━━ (must know) ━━━━━━━━━━

喻姐說

☞ 這道驅寒的薑火鍋，也可以加點枸杞、紅棗搭配，食養效果更好。紫高麗菜芽含豐富維他命 A、K、U、C。

余中醫師說

☞ 白蘿蔔可排毒且促進消化，可加薑泥、肉桂制其寒性。適合月經不調、皮膚長斑點、便秘的上班族女性飲食調理。

pepper

recipe
16

胡椒粒燉豬肚湯

SALT PEPPER

胡椒燉豬肚,是傳統的食療藥膳;豬肚的蛋白質含量比豬肉高,但脂肪卻比較少。常見的料理有酸菜豬肚湯;本道使用胡椒粒燉煮,再輔以肉骨茶包調味,風味清雅,一年四季都適合食用!

傳家指數	🏠🏠🏠🏠🏠
料理時間	120 分鐘
難易程度	★★★★
適合階段	青春期、成年期、妊娠期、更年期

（3～4 人份）

◉ **材料**

豬肚‧‧‧‧‧‧‧‧‧‧1 個
麵粉‧‧‧‧‧‧‧‧‧‧100g
蔥‧‧‧‧‧‧‧‧‧‧‧2 支
老薑‧‧‧‧‧‧‧‧‧‧50g
黑胡椒粒‧‧‧‧‧‧‧‧20g
美白菇‧‧‧‧‧‧‧‧30g
鴻喜菇‧‧‧‧‧‧‧‧30g
娃娃菜‧‧‧‧‧‧‧‧100g
豆皮‧‧‧‧‧‧‧‧‧‧80g
黑木耳‧‧‧‧‧‧‧‧20g

◉ **調味料**

新加坡肉骨茶包‧‧‧‧‧1 包

(must know)

喻姐說

☞ 豬肚,就是豬的胃袋,含有蛋白質、脂肪、碳水化合物、維生素及鈣、磷、鐵等營養價值,適合虛勞瘦弱者食養。選購豬肚時,要注意不要用外觀鬆弛、黏黏的,有破洞及有異味的;豬肚用麵粉或洗米水搓洗後,較無異味。

余中醫師說

☞ 豬肚在中醫而言,以形補形,是很好的健脾胃食材;此道料理適用於腸胃寒冷、一喝冰就腹痛、脾胃虛寒者。豬肚也常和四神藥材一起烹煮,作為「藥引」。

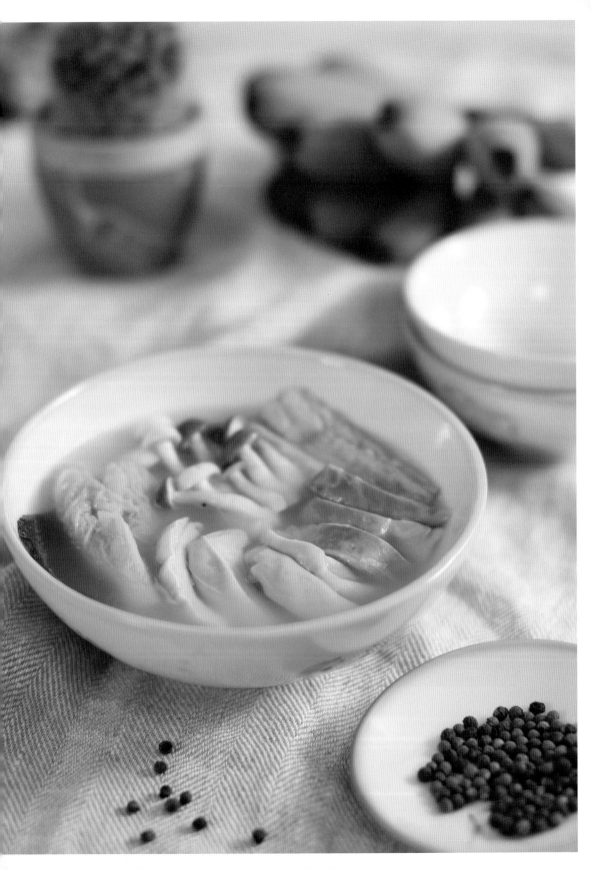

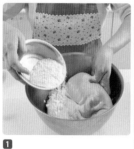
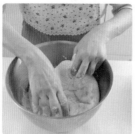

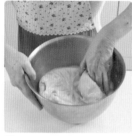
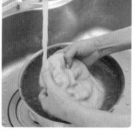

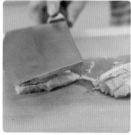
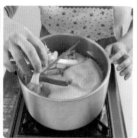

● 做法

1. 將買來的豬肚均勻地撒上麵粉。

2. 用雙手將豬肚與麵粉,均勻地搓揉一會兒。

3. 做法 2 的豬肚被搓洗至有些出水,髒汙也跟著溶出。

4. 做法 3 拿到水龍頭下,用水沖洗乾淨。

5. 蔥洗淨後整支打成蔥結;老薑用刀背拍扁備用。

6. 取一湯鍋,放入豬肚加水、老薑和蔥結,煮約 5 分鐘。

7. 將做法 6 豬肚的白膜修乾淨;黑胡椒粒整顆略拍,放入豬肚內,用棉線紮緊豬肚。

8. 再將豬肚和肉骨茶包放入做法6 鍋中大火煮滾,再加蓋以小火燉煮約 80 分鐘至熟爛。

9. 將做法 8 燉煮好的豬肚取出,倒出黑胡椒粒,先切塊再切成適口片狀備用。

10. 美白菇、鴻喜菇撥成小段,娃娃菜洗淨,對切;煮一鍋滾水,將菇蕈、娃娃菜、豆皮、黑木耳一起放入汆燙後撈起。

11. 將做法 8 的湯汁盛出入碗,上面排放做法 9 的豬肚片、做法 10 的食材,即可享用。

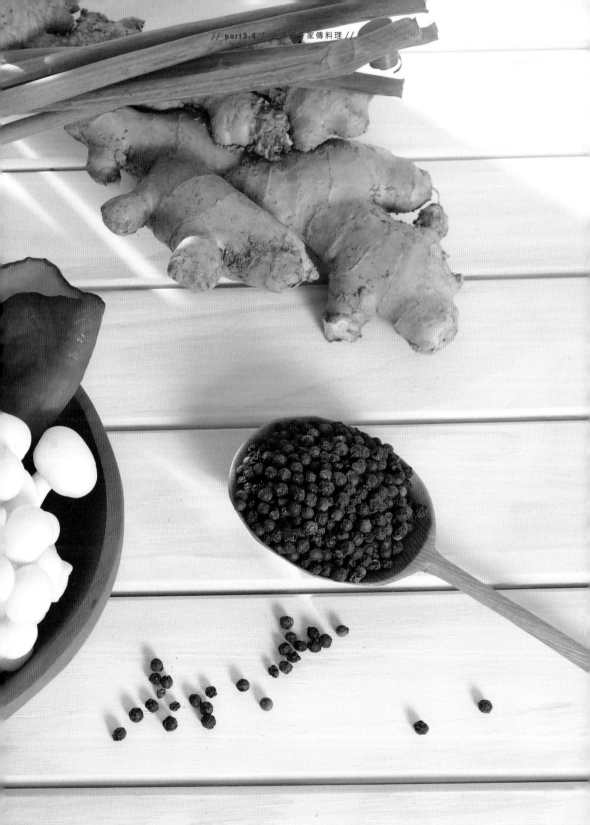

ginger

recipe
17

養生鱸魚湯

從前的人住院，親友們最常烹調養生鱸魚湯，帶著前往探病；鱸魚補氣血、健脾胃，是病人術後恢復傷口極佳的調理飲食。鱸魚對女性月經前及孕後水腫也有益，可排水濕。

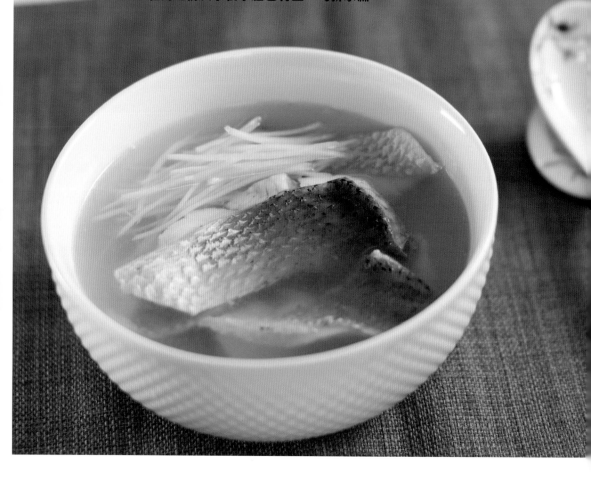

━━━━━━━━━━━ (must know) ━━━━━━━━━━━

喻姐說

☞ 記得我住院時，好友育芬總是烹煮這道養生鱸魚湯，帶著前來探病；鱸魚補氣血、健脾胃，是病人術後恢復傷口極佳的調理飲食。

全中醫師說

☞ 養生鱸魚湯有優質蛋白質，是女性月經前水腫或孕後很好的排水濕食材，還可促進產婦的乳汁分泌及預防感冒。

傳家指數	🏠🏠🏠🏠
料理時間	55 分鐘
難易程度	★★★
適合階段	青春期、成年期、妊娠期、更年期

（3〜4 人份）

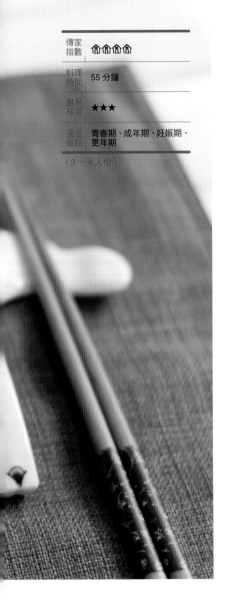

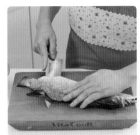 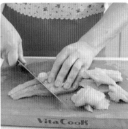

1　2

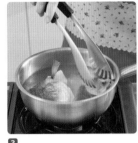 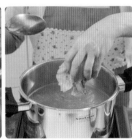

3　5

◉ **材料**
鱸魚 · · · · · · · · · · 1 條
洋蔥 · · · · · · · · · · 1/2 個
嫩薑 · · · · · · · · · · 20g

◉ **調味料**
海鹽 · · · · · · · · · · 2 小匙
胡椒粉 · · · · · · · · · 1 小匙
米酒頭 · · · · · · · · · 1 大匙

◉ **做法**
1. 用左手壓住魚身，用刀從尾部沿著魚龍骨切到魚鰓部位，再切斷魚頭、魚尾，把一整片魚肉取下，反面重覆此動作。

2. 做法 1 片下來的魚肉，剔除魚龍骨、魚刺後，將大魚片斜切片成小魚片。

3. 將剩餘的魚頭、魚尾與魚龍骨，入滾水中汆燙撈起（也可以先放入棉布袋裡綁緊汆燙）；洋蔥去皮切塊；嫩薑洗淨擦乾切絲備用。

4. 將汆燙過的做法 3 放入另一鍋中，加水淹過食材，加入洋蔥塊熬煮約 30 分鐘，成為魚骨高湯。

5. 做法 4 煮滾後，放入片好的鱸魚魚片汆燙至熟撈起。

6. 做法 5 加入海鹽、胡椒粉、米酒、薑絲調味，要食用時舀出高湯，加入汆燙好的魚片即成。

pepper

recipe 18

胡椒海鱸魚皮酸辣湯

傳家指數	🏠🏠🏠🏠🏠
料理時間	40 分鐘
難易程度	★★★
適合階段	青春期、成年期、妊娠期、更年期

（3～4 人份）

◉ 材料

嫩豆腐	40g
豬肉	30g
雞蛋	1 個
海鱸魚皮	50g
黑木耳絲	50g
綠竹筍絲	20g
嫩薑絲	15g
水	400cc
蓮藕粉	適量
蔥花	適量
香菜葉	適量

◉ 醃料

醬油	1 大匙
米酒	1 大匙

◉ 調味料

白胡椒粉	2 大匙
白醋	4 大匙
醬油	2 大匙
香油	少許

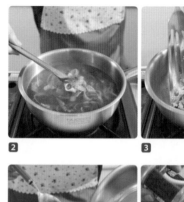

◉ 做法

1. 將嫩豆腐切絲；豬肉切絲以醬油、米酒略醃；蛋打成蛋液備用。

2. 海鱸魚皮、黑木耳絲分別入滾水汆燙，撈起瀝乾水分備用。

3. 鍋子倒入苦茶油，開中火將豬肉絲、綠竹筍絲、黑木耳絲、嫩薑絲下鍋略炒出香氣，續加水400cc、海鱸魚皮、白胡椒粉煮至滾。

4. 將蓮藕粉加水調勻後，加入做法 3 中續煮，接著放入豆腐絲、蔥花煮滾。

5. 做法 4 熄火，淋上蛋液，加白醋、醬油拌勻。

6. 最後放香油、香菜葉以及少許白胡椒粉即可。

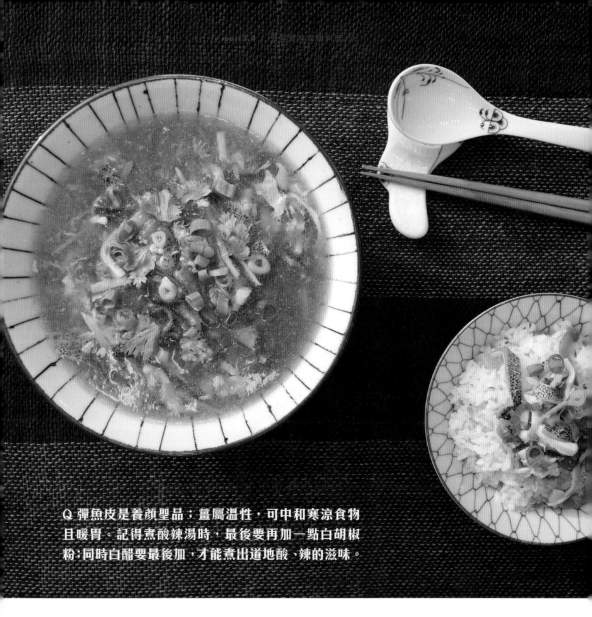

Q 彈魚皮是養顏聖品；薑屬溫性，可中和寒涼食物且暖胃。記得煮酸辣湯時，最後要再加一點白胡椒粉；同時白醋要最後加，才能煮出道地酸、辣的滋味。

──────────── (must know) ────────────

喻姐說　☞將煮好的 1/2 碗白米飯淋上 1/2 碗胡椒海鱺魚皮酸辣湯（或一同煮滾）成為「酸辣湯飯」，迅速恢復體力。如果沒有海鱺魚皮，可用汆燙好的海參切絲來替代。

余中醫師說　☞本道湯品的酸味和薑的香味都能促進食慾、減輕身體疲累，讓夜晚睡眠更為優質！魚皮富含豐富膠原蛋白、黏多醣、EPA、DHA，也很適合產後坐月子食用。

蘇醫師說　☞澎湖天然海水養殖的海鱺魚皮含豐富膠質，口感爽脆富彈性，脂肪含量低於雞腳、豬腳或豬皮，是不錯的無負擔食材。

泰式香茅南薑海鮮湯

夏天天氣炎熱,容易食慾不振,此時
喝碗清爽的香茅南薑海鮮湯,是最適
合不過了!特殊的香味,引人開胃,
也有平穩情緒的作用。

傳家 指數	🏠🏠🏠
料理 時間	80 分鐘
難易 程度	★★★★
適合 階段	青春期、成年期、妊娠期、 更年期

（2 人份）

⊙ **材料 A**
昆布‧‧‧‧‧‧‧‧‧‧‧‧100g
南薑‧‧‧‧‧‧‧‧‧‧‧‧20g
香茅‧‧‧‧‧‧‧‧‧‧‧‧30g
洋蔥‧‧‧‧‧‧‧‧‧‧‧‧150g
高麗菜‧‧‧‧‧‧‧‧‧400g
芹菜‧‧‧‧‧‧‧‧‧‧‧‧200g
番茄‧‧‧‧‧‧‧‧‧‧‧‧200g
月桂葉‧‧‧‧‧‧‧‧‧2 片
水‧‧‧‧‧‧‧‧‧‧‧‧‧3000cc

⊙ **材料 B**
香茅‧‧‧‧‧‧‧‧‧‧‧‧1 支
南薑‧‧‧‧‧‧‧‧‧‧‧‧1 支

⊙ **材料 C**
大草蝦‧‧‧‧‧‧‧‧‧2 隻
小卷‧‧‧‧‧‧‧‧‧‧‧‧1 隻
蛤蜊‧‧‧‧‧‧‧‧‧‧‧‧6 個
新鮮干貝‧‧‧‧‧‧4 個
小番茄‧‧‧‧‧‧‧‧‧4 個
小洋蔥‧‧‧‧‧‧‧‧‧30g
小茴香‧‧‧‧‧‧‧‧‧1 支

⊙ **材料 D**
魚露‧‧‧‧‧‧‧‧‧‧‧‧2 小匙
海鹽‧‧‧‧‧‧‧‧‧‧‧‧1 小匙
白胡椒粉‧‧‧‧‧‧‧適量

(must know)

喻姐說

☞ 小卷是很容易熟的食材，因此汆燙不宜過久；海鮮食材易腐壞，分餐食用最好分袋保存，低溫退冰，才能維持鮮度。

余中醫師說

☞ 富有濃烈檸檬香氣的香茅，性溫、味辛，有散寒利濕、止咳平喘的作用；南薑性味辛溫，含維他命 B1、B2、B3、C、D 礦物質及維生素，可調整體質，促進血液循環。

蘇醫師說

☞ 做法 2 香茅剝皮、取嫩莖之前，需先用刀劃一下，比較好剝開皮；南薑皮硬質地較粗，不像一般中薑，需切片後用力拍扁，才能讓味道散發出來。

Cooking file.

烹調海鮮之前的處理訣竅

㊀.魚

☞1.購買現撈魚時，要注意魚的眼睛是否清澈，不含混濁污血；魚鰓鮮紅無腥臭異味；魚身腹部結實而富彈性；表面富光澤、魚鱗完整。

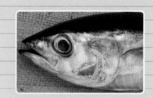

☞2.買回來的魚，內臟一定要取出（可請小販代勞，骨髓血塊要去掉），以清水沖洗乾淨，再裝袋放入冷凍庫中保存（若2～3小時就要烹調食用，可置放冰箱冷藏庫最冰冷之處。

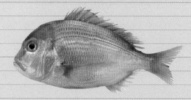

㊁.蝦

☞1.購買活蝦較為新鮮；全身完整（蝦頭無斷裂），蝦頭蝦腳沒有黑掉；蝦殼具光澤透明感，沒有黏滑感；嗅聞起來沒有氨臭味為佳。

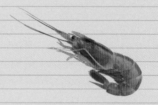

☞2.蝦子可分裝至小包裝保鮮袋，冷凍保存，每次取用較方便。

㊂.貝（蛤蜊）

☞1.挑選蛤蜊以外殼厚、完整具光澤，蚌殼緊閉無開口，手感較沉重者為佳。

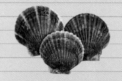

☞2.將兩顆新鮮蛤蜊互相撞擊，若發出清脆聲響，表示新鮮；若聲音悶悶的，可能臭掉了，不要購買。

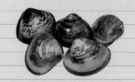

☞3.買回來的蛤蜊要吐砂，才不會影響成菜的口感。泡的時候在清水中加鹽(1公升水約加20g的鹽)，吐砂時間最短30分鐘，最長以不超過2小時為宜。

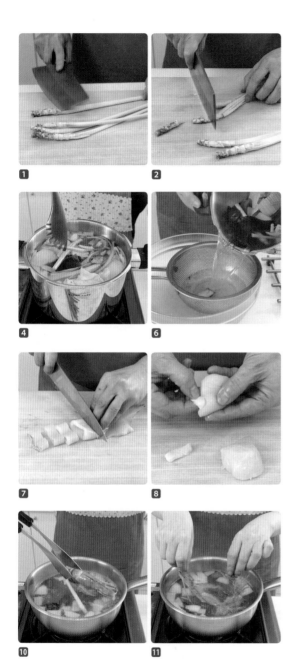

⊙ 做法

1. 材料 A 的昆布以布拭淨後切片；南薑切片拍扁；香茅剝去外葉、取嫩莖、用刀背拍扁。

2. 做法 1 的香茅取嫩莖後，切掉根部老幹，再切成長段。

3. 材料 A 洋蔥去皮後切塊；高麗菜剝去外葉後洗淨切塊；芹菜去老葉後切長段；番茄去蒂後切塊備用。

4. 材料 A 所有材料放入大湯鍋，加水 3000cc 煮滾，改小火熬煮約 45 分鐘，即為「泰式蔬菜高湯」。

5. 將做法 4 湯汁放涼，過濾掉食材，分袋冷凍保存，隨取隨用。

6. 材料 B 的香茅、南薑同做法 1、2 一樣先處理好；材料 C 大草蝦去鬚、腳後挑腸泥，洗淨。

7. 材料 C 的小卷洗淨去除內臟、剝去外皮皮膜後，切成圈狀備用。

8. 材料 C 的蛤蜊泡水 2 小時讓其吐沙；新鮮干貝剝下較硬的貝柱。

9. 材料 C 的小番茄洗淨切半；小洋蔥剝皮後切塊；小茴香洗淨瀝乾備用。

10. 取泰式蔬菜高湯 1000cc 倒入鍋中煮滾，續入材料 B，小火煮出香氣，再加材料 C、D，煮滾熄火。

11. 做法 10 最後放入小茴香略為浸泡，讓香味融入即成。

四物山藥排骨湯

所謂的四物，一般是指當歸、川芎、熟地黃與白芍，本道湯品多加了其他幾種安心神、補元氣的輔助中藥材，讓本道溫補湯品更加出色！

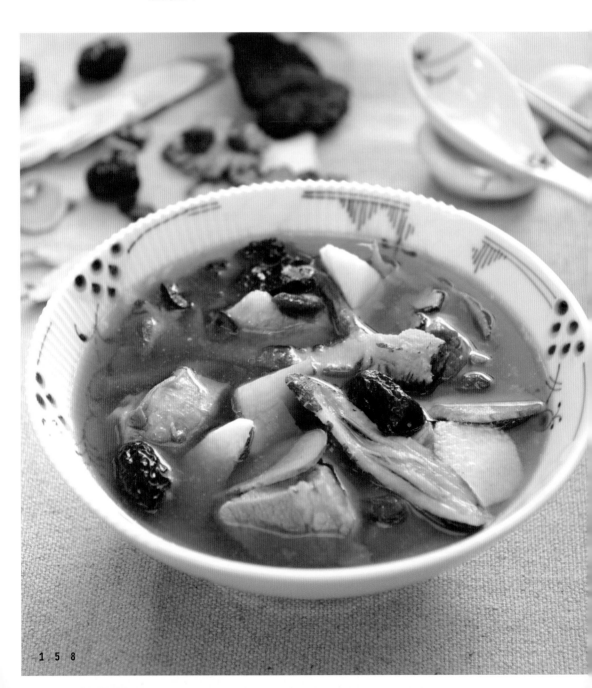

傳家 指數	🏠🏠🏠🏠
料理 時間	60 分鐘
難易 程度	★★
適合 階段	青春期、成年期、妊娠期、 更年期

（2～3 人份）

⦿ 材料

四物藥材‧‧‧‧‧‧‧‧‧‧‧‧
熟地 3 錢、紅棗 6 顆、
枸杞 2 錢、茯苓 1 錢、
杜仲 3 錢、川芎 3 錢、
黃耆 3 錢、黨參 1 錢、
故紙花 1/2 錢、桂枝 1
錢 g、白芍 1 錢、當歸 1
片
老薑‧‧‧‧‧‧‧‧‧‧‧25g
山藥‧‧‧‧‧‧‧‧‧‧‧100g
海藻豬小排‧‧‧‧‧‧300g

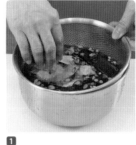
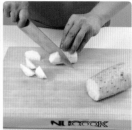
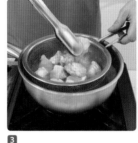
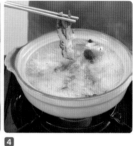

⦿ 做法

1. 四物中藥材以清水沖洗乾淨，瀝乾水分備用。

2. 老薑洗淨土後切片；山藥削皮後切滾刀塊、泡
水備用。

3. 海藻豬小排，入滾水鍋汆燙去血水後，瀝乾水
分備用。

4. 所有材料（山藥、當歸除外）放入陶鍋中，大
火煮滾後改小火約煮 50 分鐘，再加山藥煮約 10
分鐘，起鍋前加當歸一片即成。

──────── (must know) ────────

喻姐說

☞ 調經養顏的四物湯，是
從小媽媽給我們溫補的良
方，建議從青春期就可開
始吃四物湯，保養女性一
生；海藻豬小排是指沒有施打抗生素、吃海
藻長大的天和海藻豬。

余中醫
師說

☞ 能活血化瘀和補血的四
物湯，是在經期過後連續
數天食用，不適合經期期
間食用；加了山藥可健補
脾胃；男性也可以食用四物湯，並不侷限女
性。

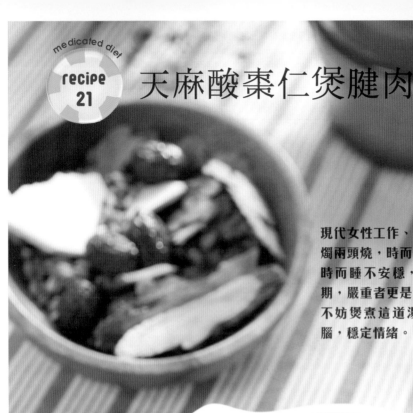

medicated diet

recipe
21

天麻酸棗仁煲䐒肉

現代女性工作、家庭壓力大，蠟
燭兩頭燒，時而恍惚精神不濟，
時而睡不安穩，尤其進入更年
期，嚴重者更是容易失眠！此時
不妨煲煮這道湯品來助眠、醒
腦，穩定情緒。

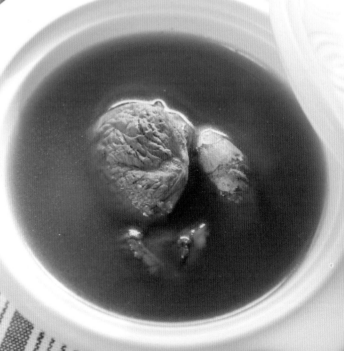

傳家指數	🏠🏠🏠🏠
料理時間	100 分鐘
難易程度	★★★
適合階段	青春期、成年期、更年期

（2〜3 人份）

⊙ **材料 A**

天麻、酸棗仁、合
歡皮、川芎、浮小
麥‧‧‧‧‧‧‧‧‧各 2 錢
紅棗‧‧‧‧‧‧‧‧‧5 顆
甘草‧‧‧‧‧‧‧‧‧2 片
蜜棗‧‧‧‧‧‧‧‧‧1 顆

⊙ **材料 B**

豬小腱肉‧‧‧‧‧‧‧2 條
水‧‧‧‧‧‧‧‧‧‧‧‧2000cc

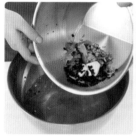 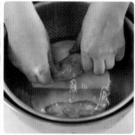

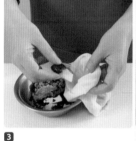 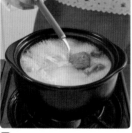

⊙ **做法**

1. 將材料 A 的中藥材，以清水快速沖洗乾淨並瀝乾。

2. 取一小湯鍋，加水煮滾後放入材料 B 的豬小腱肉汆燙，撈起以冷開水洗淨後切塊。

3. 將做法 1 的中藥材放入中藥棉布包裡，綁緊備用。

4. 取一陶鍋加入 2000cc 水，水滾後放入所有材料，大火煮滾。

5. 做法 4 煮滾後隨即轉小火，煲煮約 90 分鐘即成。

━━━━━━━━━━━━ (must know) ━━━━━━━━━━━━

喻姐說

☞ 本道做法 4 步驟，也可以移入電鍋中，外鍋加水 2 杯蒸煮，待開關跳起再燜一會兒即可。所有的中藥材可以到信譽良好的中藥店調配。煲湯所使用的最佳鍋具為陶鍋。

余中醫師說

☞ 酸棗仁養血安神，合歡皮安神解鬱、川芎活血止痛，天麻祛風鎮定大腦，浮小麥助眠益氣，紅棗保肝補血，而加入甘草，可以調和口感。

益母草杜仲紅棗煲雞

recipe 22

傳家指數	🏠🏠🏠🏠
料理時間	100 分鐘
難易程度	★★★
適合階段	青春期、成年期、更年期

（2～3 人份）

◉ 材料 A

益母草、杜仲、黃耆
‧‧‧‧‧‧‧‧‧‧‧‧‧‧‧各 5 錢
丹參、麥冬、熟地
‧‧‧‧‧‧‧‧‧‧‧‧‧‧‧各 3 錢
當歸‧‧‧‧‧‧‧‧‧‧‧‧1 片
枸杞‧‧‧‧‧‧‧‧‧‧‧‧8g
紅棗‧‧‧‧‧‧‧‧‧‧‧‧5 顆

◉ 材料 B

土雞腿‧‧‧‧‧‧‧‧‧‧‧1 隻

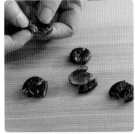
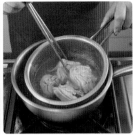
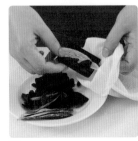
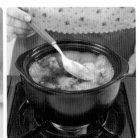

◉ 做法

1. 將材料 A 的中藥材，以清水快速沖洗乾淨並瀝乾。

2. 紅棗以刀拍（壓）扁，用手撥開去籽備用。

3. 土雞腿剁成塊狀，放入滾水鍋中汆燙，以去除血水。

4. 將做法 1 的中藥材放入中藥棉布包裡，再綁緊備用。

5. 取一陶鍋加入 2000cc 的水，水滾後放入所有材料，大火煮滾時，撈去表面浮沫。

6. 做法 5 撈去浮沫後隨即轉小火，煲煮約 90 分鐘即成（亦可用電鍋蒸製）。

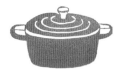

女性的好朋友——月經，必須從青春期開始就好好調養，以前的媽媽都會燉煮四物雞湯給女兒調養，現在有這一道湯方，經期不順的女性也可以嘗試看看。

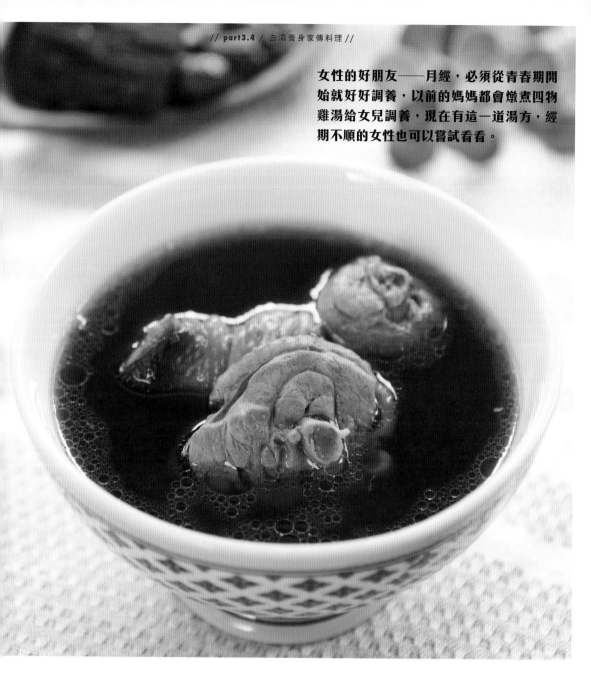

(must know)

喻姐說

☞ 本道湯品補胃，非常適合進入更年期前月經失調，及更年期症狀飲食調養，或是月經來潮時，出現血塊時適合煲煮飲用。

余中醫師說

☞ 益母草可活血、調經、利尿、消腫，杜仲入肝補腎、黃耆補中益氣、丹參養血活血，麥門冬可潤燥生津，熟地滋陰補血，當歸調經止痛，適合月經期腰痠疼痛水腫食用。

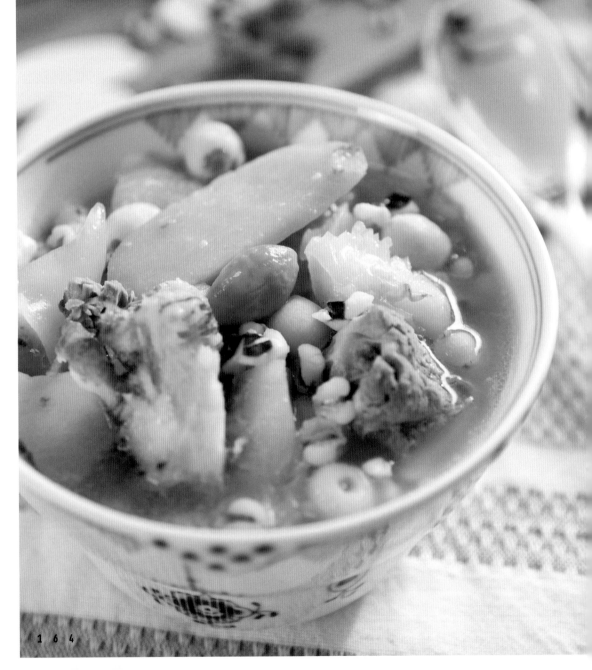

ginger

recipe
23

祖傳四神湯

傳統四神湯又名「四臣湯」，四臣是指芡實、蓮子、淮山、茯苓，
有時還加當歸、薏仁及枸杞，是健脾益胃的溫補方；一般多用豬
肚、豬腸一起燉煮，本道特別用豬軟骨(半月骨)當藥引，提昇
食養風味。

傳家指數	🏠🏠🏠🏠🏠
料理時間	90 分鐘
難易程度	★★★★
適合階段	青春期、成年期、更年期

（3～4 人份）

◉ 材料 A
蓮子‧‧‧‧‧‧‧‧‧‧‧‧1 兩半
芡實‧‧‧‧‧‧‧‧‧‧‧‧1 兩半
薏仁‧‧‧‧‧‧‧‧‧‧‧‧25g
淮山‧‧‧‧‧‧‧‧‧‧‧‧6 錢
茯苓‧‧‧‧‧‧‧‧‧‧‧‧5 錢

◉ 材料 B
豬軟骨（半月骨）‧‧600g
中薑‧‧‧‧‧‧‧‧‧‧‧‧60g
粳米‧‧‧‧‧‧‧‧‧‧‧‧30g
銀杏‧‧‧‧‧‧‧‧‧‧‧‧10g

◉ 材料 C
當歸‧‧‧‧‧‧‧‧‧‧‧‧1 片
米酒頭‧‧‧‧‧‧‧‧‧‧1 大匙
參茸酒‧‧‧‧‧‧‧‧‧‧1 大匙

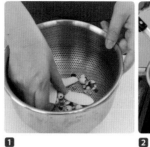
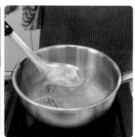

1　**2**

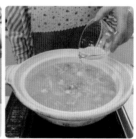

3　**4**

◉ 做法

1. 將材料 A 的中藥材，以清水快速沖洗乾淨，入滾水汆燙後，瀝乾水份備用。

2. 中薑以刀背拍扁，與豬軟骨一起放入鍋中加水烹煮，須燜煮至軟骨成透明狀。

3. 做法 1 和 2、粳米、銀杏放入砂鍋，加水中火烹煮至滾，撈去浮沫與雜質後續煮約 50 分鐘。

4. 做法 3 要起鍋前，再加當歸、米酒頭煮滾即可。

──────── (must know) ────────

喻姐說　☞ 本道調理時最重要的重點，在於豬軟骨必須耐心燜煮至透明狀！另外，四神湯的所有藥材都可以吃下肚，取代米飯，因此主食必須扣除；也可加入銀杏一起烹煮，風味不錯。（也可以用電鍋蒸煮，外鍋放 3 杯水。）

余中醫師說　☞ 適合全家的溫補食養，四神味甘性平，用於改善脾胃消化不良，淮山就是山藥的乾製品。懷孕期不宜吃薏仁，因為容易滑胎。

ginger

recipe
24

膠原蛋白煲湯

傳家 指數	🏠🏠🏠🏠
料理 時間	100 分鐘
難易 程度	★★★
適合 階段	青春期、成年期、妊娠期、 更年期

（4 人份）

◉ 材料

馬鈴薯	2 個	洋蔥	1 個
香菜	20g	芹菜	100g
番茄	4 個	雞爪	8 支
紅蘿蔔	1 條	北杏	少許
老薑	70g	南杏	少許

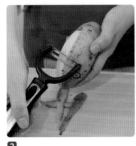

2

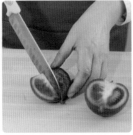

3

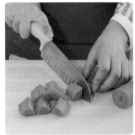

4

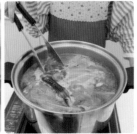

5

◉ 做法

1. 馬鈴薯以刨刀刨去外皮切塊，泡水以防氧化變色。

2. 香菜、番茄洗淨，番茄對切，去除蒂頭，再對切。

3. 紅蘿蔔略修掉老皮，橫切成圓柱狀，再一切四備用。

4. 老薑拍扁，洋蔥去皮後切塊，把芹菜老葉摘掉切長段，雞爪入滾水汆燙撈起清洗備用。

5. 取一只湯鍋，加水 2000cc，放入所有食材，以中小火燉煮約 90 分鐘即可。

(must know)

喻姐說　☞ 本道食材兼顧葷蔬，是營養均衡的全食物，可當作一道正餐來享用，而且步驟簡單，利用食材本身原有的味道，不用刻意放其他調味就很好喝。

余中醫師說　☞ 本湯極適合皮膚乾燥、血液循環不良、面色蒼白女性食用；雞爪含大量鈣、磷、鐵、鉀等礦物質，和膠原蛋白、必須胺基酸、豐富膠質，適當攝取能軟化血管、有美容效果，但減肥者要節制適量的吃。

小的時候總被告誡不能吃雞爪，吃了
雞爪會把作業本撕破，被老師責罰！
其實，雞爪是非常好的食材，味甘性
平、強筋健骨、緩解貧血、消水腫、
富含膠質，都是雞爪的食養好處。

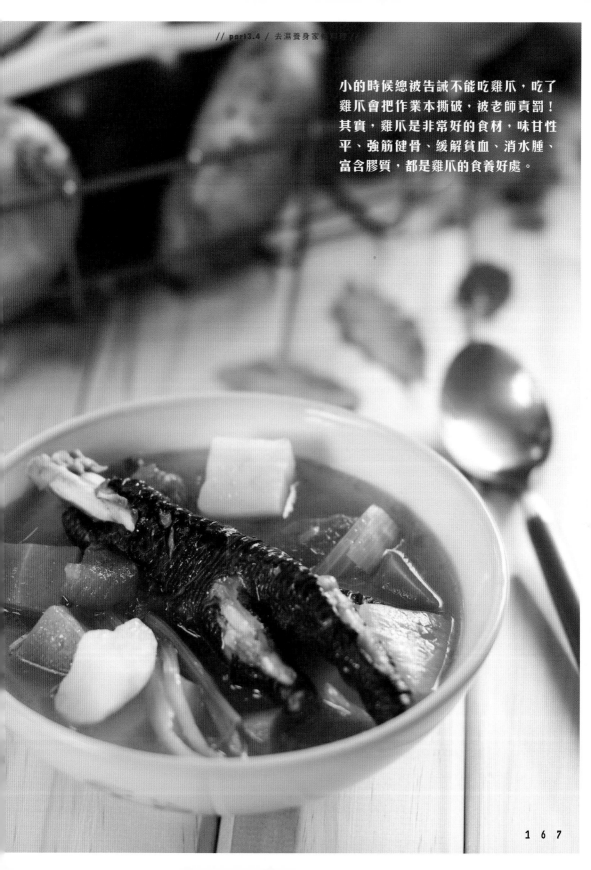

ginger

recipe
25

野菜薑泥蛋花湯

快要感冒的時候，趕快喝一碗熱呼呼的野菜薑泥蛋花湯，讓薑泥、
雞蛋和活力菜幫助你恢復身體的活力！

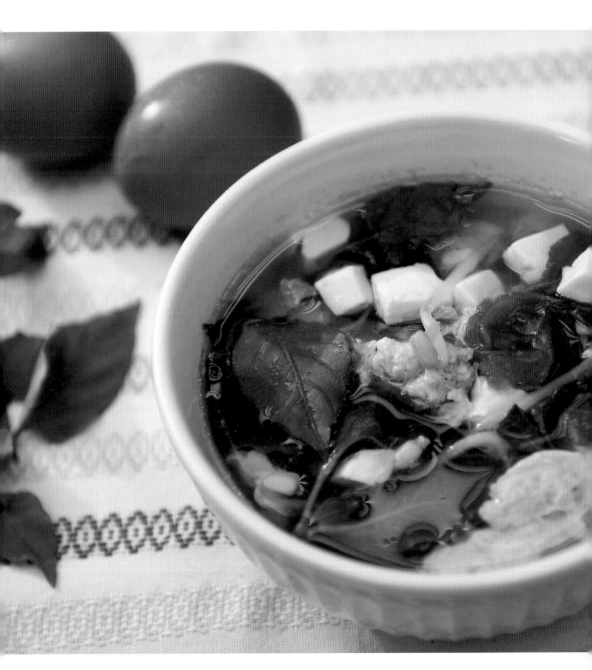

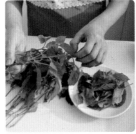
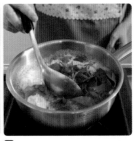

1 **6**

傳家指數	🏠🏠🏠
料理時間	15 分鐘
難易程度	★★
適合階段	青春期、成年期、妊娠期、更年期

（3 人份）

◉ 材料
活力菜・・・・・・・・・1/2 把
中薑・・・・・・・・・・30g
蔥・・・・・・・・・・・1 支
苦茶油・・・・・・・・1 小匙
水・・・・・・・・・・・500cc
番茄・・・・・・・・・・1/2 個
綠豆芽・・・・・・・・20g
豆腐・・・・・・・・・・1/2 盒
雞蛋・・・・・・・・・・1 顆

◉ 調味料
海鹽・・・・・・・・・・2 小匙
芝麻油・・・・・・・・少許
白胡椒粉・・・・・・・少許

◉ 做法
1. 摘取活力菜嫩葉，洗淨後瀝乾水分備用。

2. 中薑用研磨器磨出薑泥，取 1 大匙備用，蔥洗淨切蔥花備用。

3. 取一湯鍋倒入苦茶油，加入薑泥及蔥花略炒，續入水 500cc 續煮 2 分鐘。

4. 番茄切片，綠豆芽洗淨瀝乾，豆腐切條，一起放入做法 3 中續煮。

5. 雞蛋打成蛋液倒入做法 4 湯中，煮成蛋花。

6. 將活力菜嫩葉，放入做法 5 中煮至滾，熄火，加海鹽，灑上一點芝麻油、白胡椒粉提味即成。

(must know)

 喻姐說

☞ 活力菜，是我在陽明山上小農處採買的一種野菜，好山、好水、好環境孕育的蔬菜，自然生命力十足！也可以用苦茶油、薑絲、活力菜一起炒，就是一道好吃的野菜料理。

 余中醫師說

☞ 中醫認為感冒是「風寒之邪」外襲的結果，很多女生常反覆感冒，一個月感冒個二、三次，或感冒一直不好，令人煩躁！野菜薑泥蛋花湯，就是針對感冒時緩解不適症狀，極佳的一道料理。

 蘇醫師說

☞ 感冒時體溫會升高是體內正在殺菌的表現，而在身體各方面都虛弱的狀況下，如何維持體力、補足身體「打仗」的營養，減緩感冒不適，這道湯品非常適合。

山藥紅豆糕

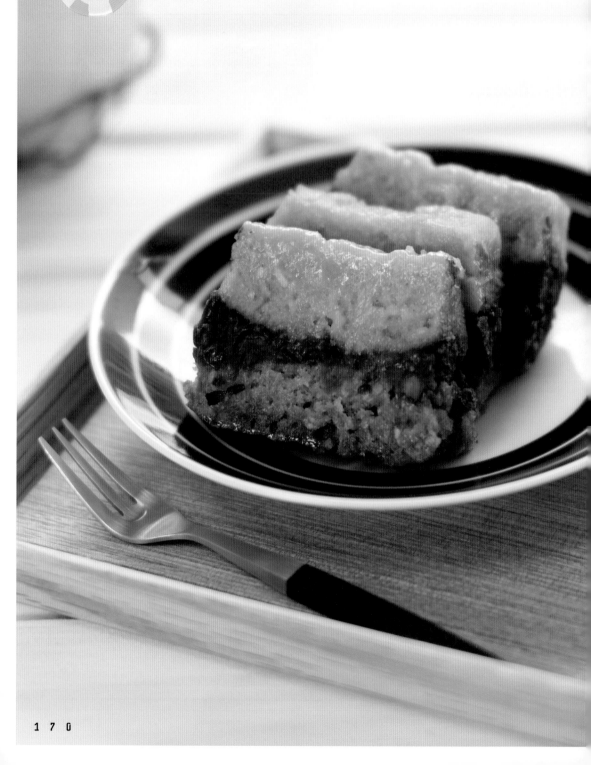

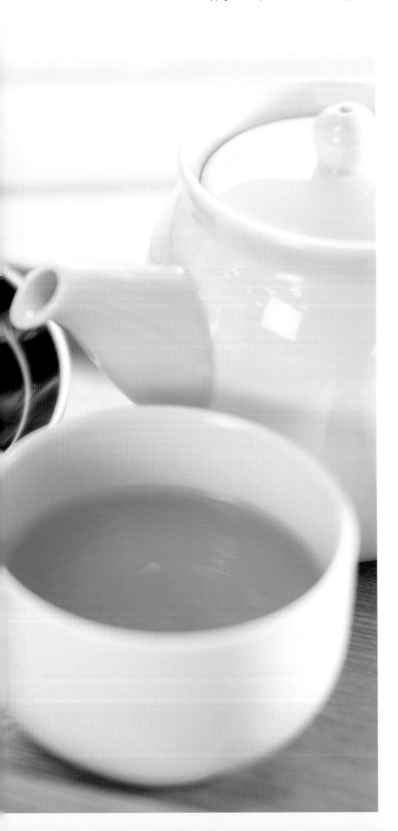

高蛋白低脂的山藥，
能預防心血管脂肪沈
積，並且幫助腸胃消
化吸收；拿來做成不
煎不炸的健康點心，
搭配茶飲，就是下午
茶的亮點！

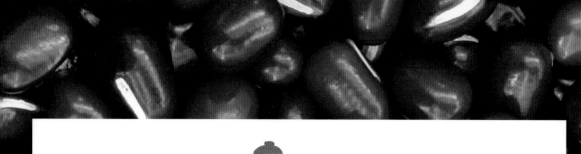

傳家指數	🏠🏠🏠
料理時間	45 分鐘
難易程度	★★★
適合階段	青春期、成年期、妊娠期、更年期

（2 人份）

◉ **材料**

山藥‧‧‧‧‧‧‧‧‧‧70g
白醋‧‧‧‧‧‧‧‧‧‧少許
糯米粉‧‧‧‧‧‧‧‧10g
在來米粉‧‧‧‧‧‧‧35g
二砂糖‧‧‧‧‧‧‧‧‧100g
水‧‧‧‧‧‧‧‧‧‧‧10g
抹茶粉‧‧‧‧‧‧‧‧適量
蜜紅豆‧‧‧‧‧‧‧‧‧100g

◉ **調味料**

二砂糖‧‧‧‧‧‧‧‧100g

─────────────── （ must know ） ───────────────

喻姐說

☞ 削皮的山藥容易因為氧化而變黑，可放入醋水或冰水裡；做法 5 及做法 8 入電鍋外鍋加 1 杯水蒸製，蒸時上層可架一雙筷子並加蓋，防止水蒸氣滴下來。

余中醫師說

☞ 山藥富含雌激素，備孕者可用來補充荷爾蒙，也有健脾養腎、養好受精卵泡的作用；山藥可抗衰老，也適合更年期婦女食用。

蘇醫師說

☞ 山藥含醣類、蛋白質、維生素 B 群、C、K、鉀 等營養素，並含植物性賀爾蒙，可與雌激素受體接合，改善更年期障礙，但女性有子宮肌瘤者則不宜多吃。此外，抹茶的纖維素可改善腸胃的功能。

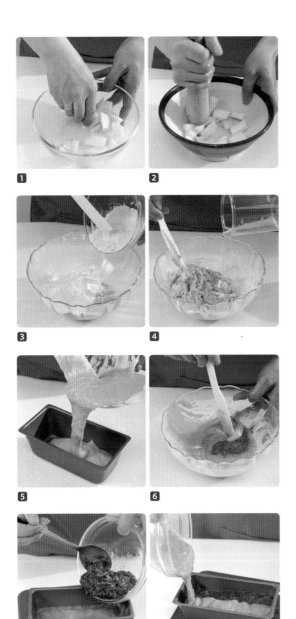

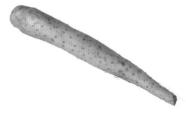

◉ **做法**

1. 將山藥外皮削去,放入加了白醋的水裡泡一下。

2. 做法 1 取出,放入研磨砵中,以研磨杵磨成泥狀。

3. 做法 2 移至調理盆,加入糯米粉、在來米粉拌勻。

4. 將二砂糖和水 10g,分成數次慢慢加入做法 3 中拌勻,分成兩等份。

5. 山藥先倒入烤模並抹平(烤模要先抹油),移至電鍋內,外鍋放半杯水蒸熟。

6. 另一等份山藥泥,加入抹茶粉,拌勻備用。

7. 做法 5 蒸好的山藥糕,加入蜜紅豆鋪平,再蒸 5 分鐘。

8. 做法 7 倒入做法 6 拌勻的抹茶山藥泥,並抹平,續入電鍋蒸 10 分鐘,取出待涼,切片即可享食。

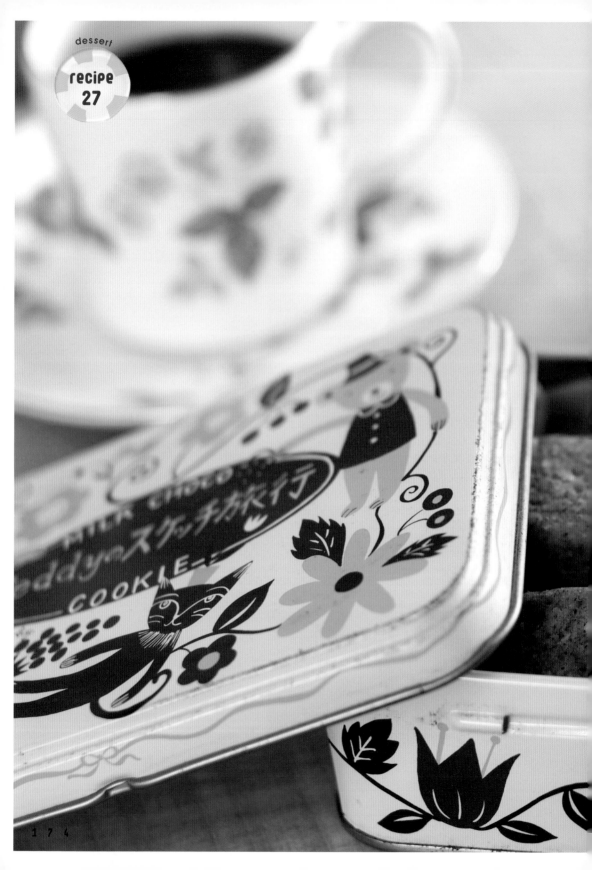

糙米花椒餅乾

花椒，竟然是餅乾的正宮主角？沒錯！您沒看錯！
花椒也可以融入烘焙中成為點心，而且吃起來頗
有一番滋味，一點兒都不突兀喔！

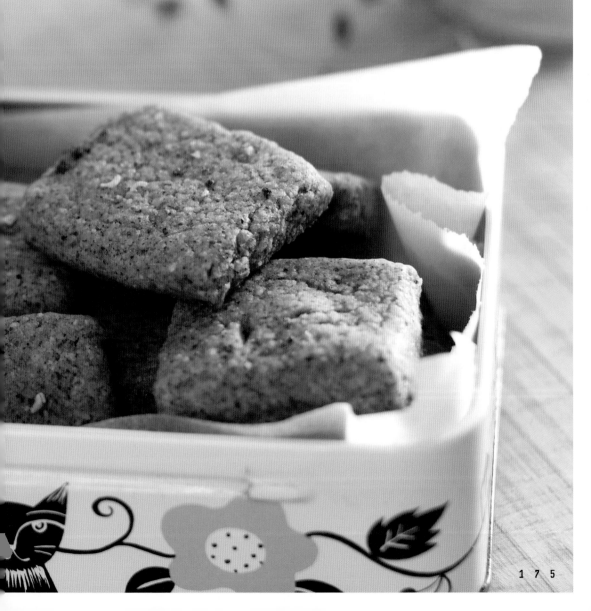

傳家 指數	🏠🏠🏠🏠
料理 時間	60 分鐘
難易 程度	★★★★
適合 階段	青春期、成年期、更年期

（約 10 ～ 14 塊）

⊙ **材料 A**
糙米穀粉‧‧‧‧‧‧‧120g
堅果粉‧‧‧‧‧‧‧‧‧40g
二砂糖‧‧‧‧‧‧‧‧‧20g
小蘇打粉‧‧‧‧‧‧‧1/8 小匙

⊙ **材料 B**
無鹽奶油‧‧‧‧‧‧‧50g
海鹽‧‧‧‧‧‧‧‧‧‧‧1/8 茶匙

⊙ **材料 C**
蛋白‧‧‧‧‧‧‧‧‧‧‧50g
藤椒油‧‧‧‧‧‧‧‧‧1/2 小匙
花椒粉‧‧‧‧‧‧‧‧‧1/4 小匙

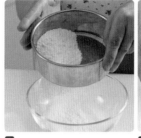
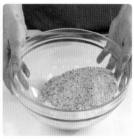
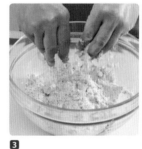
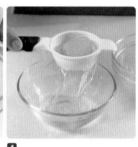

1 2 3 4

⊙ **做法**

1. 先將材料 A 的糙米穀粉、堅果粉依序過篩後混合。

2. 做法 1 加入二砂糖、小蘇打粉混合備用。

3. 做法 2 加入材料 B 已在室溫軟化的無鹽奶油和海鹽，用手搓成小粒狀。

―――――――――――――――――― **(must know)** ――――――――――――――――――

喻姐說　☞ 本道使用銀川糙米穀粉、堅果粉來製作餅乾，吃起來無負擔！做法 6 加入藤椒油時，需注意不要加過多，以免呈現出苦味。做法 10 烘烤時，烤至 12 分鐘時視個人烤箱狀況，觀察一下烘烤程度，再決定續烤幾分鐘。

余中醫師說　☞ 花椒芳香健胃、溫中散寒、除濕止痛，對於胃水濕過多者，喝水喝不下，以及容易胃酸的人，易水腫、易打嗝者，本道糙米花椒餅乾，非常適合當成宵夜、點心來食用。

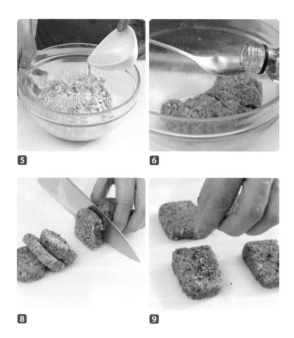

4. 使用分蛋器,將雞蛋的蛋黃還有蛋白分離出來備用。

5. 做法 4 分出來的蛋白,倒入做法 3 中混合。

6. 做法 5 混勻後,續入藤椒油拌勻成糰備用。

7. 做法 6 的麵糰用保鮮膜覆蓋,用手壓扁後,再用擀麵棍擀薄至 0.3 公分厚,冷藏 30 分鐘至變硬定型。

8. 做法 7 定型後,分切成 4x4 公分的正方形塊;烤箱以 180℃先預熱。

9. 做法 8 用叉子在表面戳洞之後,撒上磨好的花椒粉。

10. 做法 9 排入烤盤內,放入預熱的烤箱中層,以上下火 180℃,烤約 15 ～ 18 分鐘即可。

高鈣薑味堅果餅

**鈣質含量嚇嚇叫的小魚乾和九層塔，再加上去濕抗發炎的薑泥，
所製成的高鈣餅乾不僅香氣十足，口感也很值得期待！**

(must know)

喻姐說

☞九層塔被稱為「國王的
藥草」，和小魚乾都是高
鈣食材，九層塔的香氣還
可以調節自律神經、幫助
放鬆、鎮定心神。

余中醫
師說

☞小魚乾含有豐富的鈣
質，和薑泥一起加入製作
成餅乾，非常適合懷孕期
間補充鈣質，或是更年期
後骨質疏鬆食養。

傳家 指數	🏠🏠🏠🏠
料理 時間	50 分鐘
難易 程度	★★★
適合 階段	青春期、成年期、妊娠期、 更年期

（約 10 ～ 12 塊）

◉ 材料

九層塔葉‥‥‥‥‥10g
高筋麵粉‥‥‥‥‥70g
中薑‥‥‥‥‥‥‥15g
無鹽奶油‥‥‥‥‥50g
二砂糖‥‥‥‥‥2 大匙

海鹽‥‥‥‥‥‥‥5g
南瓜籽‥‥‥‥‥20g
杏仁小魚乾‥‥‥10g

◉ 調味料

白胡椒粉‥‥‥‥少許

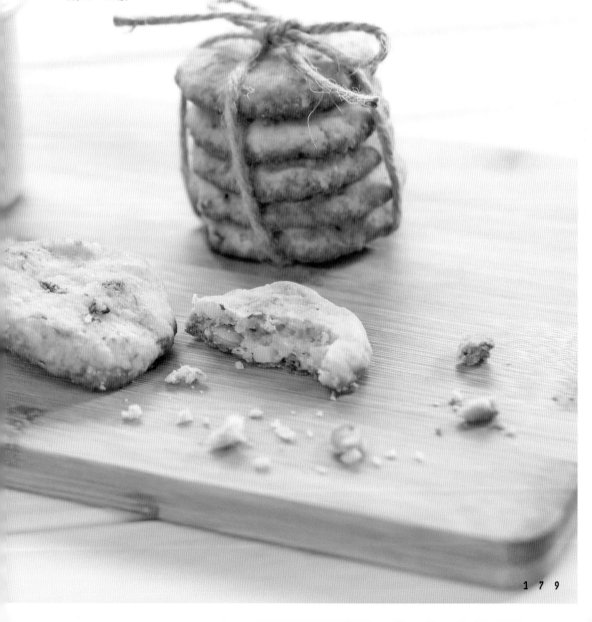

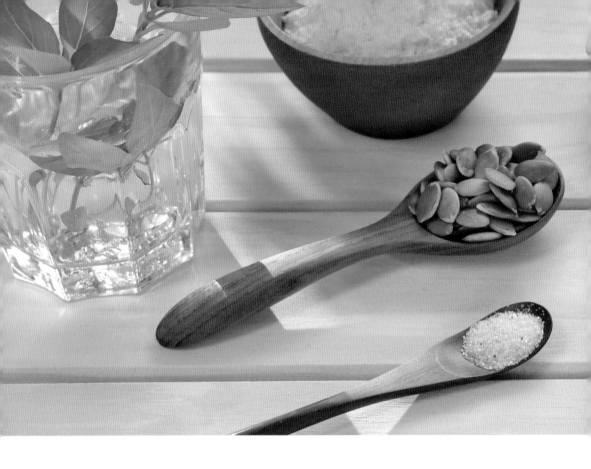

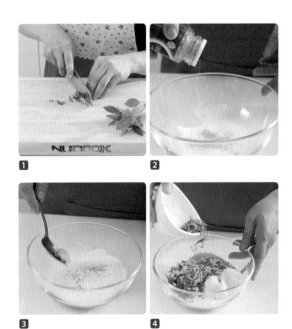

⊡ **做法**

1. 九層塔摘取嫩葉，洗淨瀝乾水分後，切成絲備用。

2. 高筋麵粉以篩網仔細過篩，加入白胡椒粉拌勻。

3. 中薑洗淨後磨成泥，取薑泥 1/4 小匙加入做法 2 中。

4. 將室溫軟化的無鹽奶油、二砂糖、海鹽、南瓜籽、杏仁小魚乾加入做法 3 中。

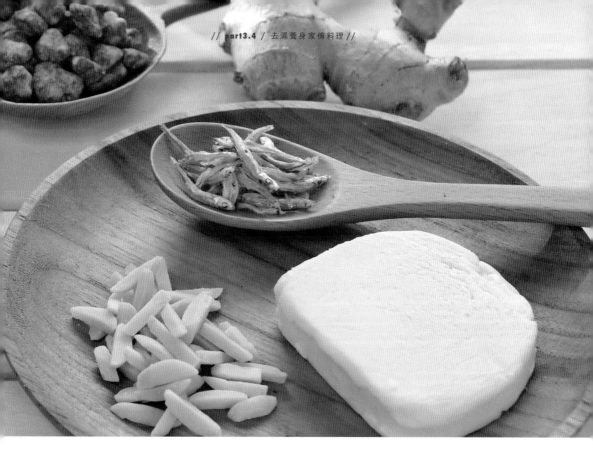

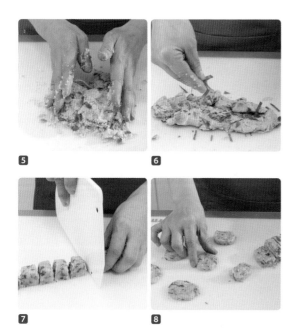

5. 做法 4 混合拌勻並揉成麵糰；烤箱以 160℃先預熱。

6. 做法 5 略整型成圓柱狀,加入做法 1 的九層塔絲拌勻。

7. 做法 6 麵糰整成長條,用刮板切成 1 個約 15g 的小麵糰。

8. 做法 7 排放在烤盤上,一一用手壓扁略整成小圓餅狀。

9. 做法 8 放入預熱烤箱中層,以上下火 160℃,烤約 15 ～ 20 分鐘即可。

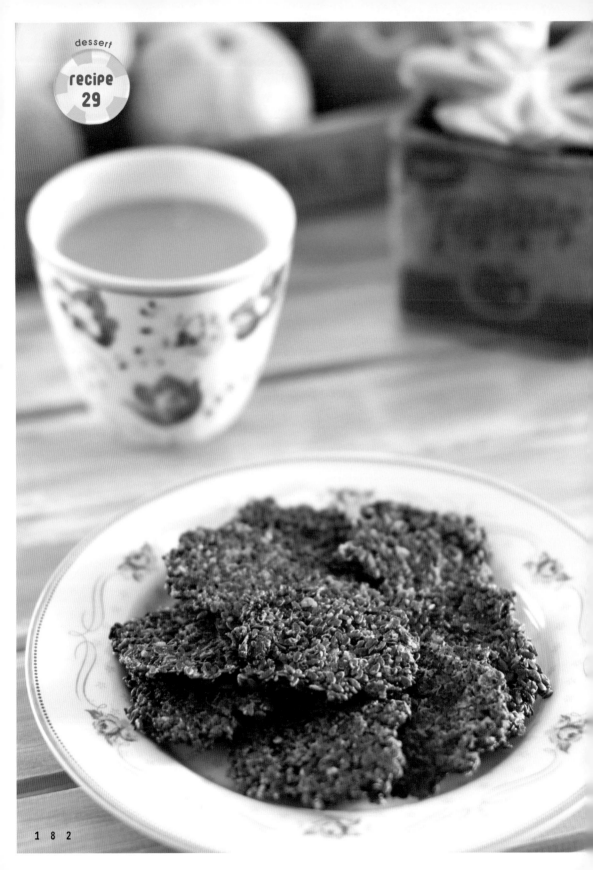

三色藜麥椰棗糙米片

抗氧化、對大腦及心血管有幫助的 Omega-3 脂肪酸，
是我們每天需要額外補充的；本道點心的食材裡，亞麻
仁籽和三色藜麥就是富含 Omega-3 的好食材，既健腦
又護心，不妨抽空照著食譜做做看！

傳家指數	🏠🏠🏠🏠🏠
料理時間	50 分鐘
難易程度	★★★
適合階段	青春期、成年期、妊娠期、更年期

（約 10～12 片）

◉ 材料

三色藜麥	2 大匙	二砂糖	2 小匙
亞麻仁籽	2 大匙	熟的小香蕉	100g
椰棗	2 個	檸檬汁	1 大匙
糙米穀粉	5 大匙	海鹽	少許

(must know)

喻姐說

☞ 亞麻仁籽可改善女性經前症狀，幫助腎臟排出鈉及水份，最好每天都要補充；亞麻仁籽最好用研磨器磨成細碎（現磨現吃），稱為「破壁」，營養才好吸收。椰棗產於中東，高纖助消化，可以說是天然甜味來源。

蘇醫師說

☞ 藜麥是超級穀物，可以改善體內酸鹼平衡的體質，不含膽固醇；錳、鎂、鐵、鋅、鈣等礦物質含量極高，可舒緩血管壓力，減少心血管疾病的發生。

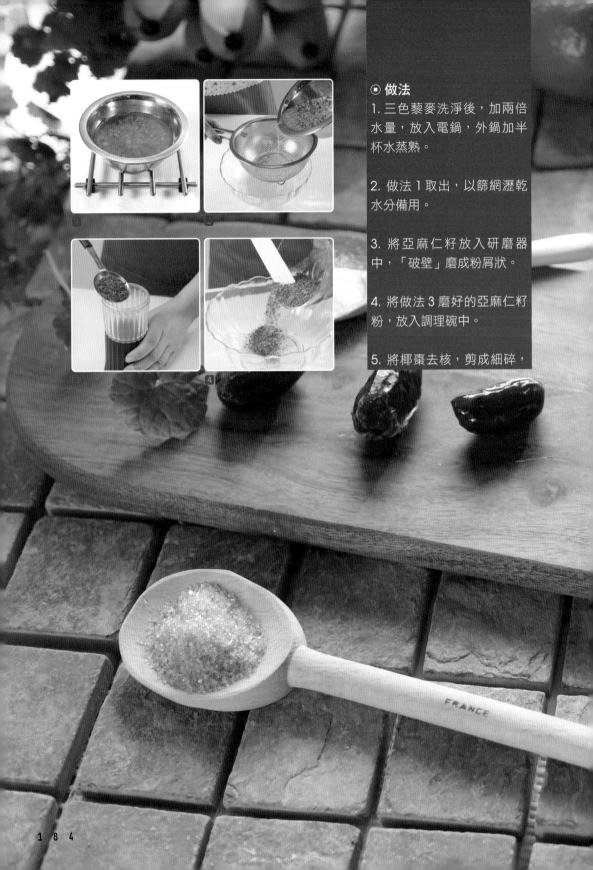

◉ 做法

1. 三色藜麥洗淨後,加兩倍水量,放入電鍋,外鍋加半杯水蒸熟。

2. 做法 1 取出,以篩網瀝乾水分備用。

3. 將亞麻仁籽放入研磨器中,「破壁」磨成粉屑狀。

4. 將做法 3 磨好的亞麻仁籽粉,放入調理碗中。

5. 將椰棗去核,剪成細碎,

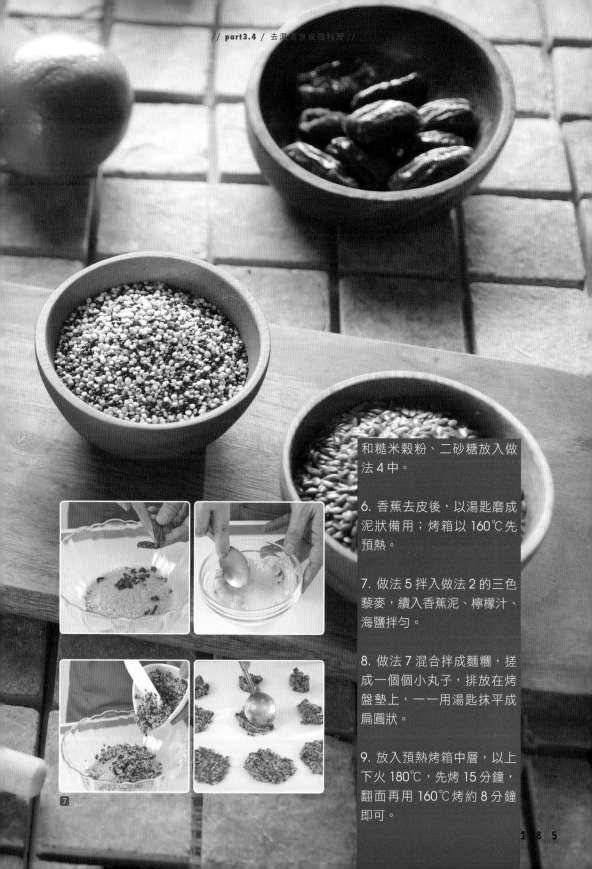

和糙米穀粉、二砂糖放入做法 4 中。

6. 香蕉去皮後,以湯匙磨成泥狀備用;烤箱以 160℃ 先預熱。

7. 做法 5 拌入做法 2 的三色藜麥,續入香蕉泥、檸檬汁、海鹽拌勻。

8. 做法 7 混合拌成麵糰,搓成一個個小丸子,排放在烤盤墊上,一一用湯匙抹平成扁圓狀。

9. 放入預熱烤箱中層,以上下火 180℃,先烤 15 分鐘,翻面再用 160℃ 烤約 8 分鐘即可。

薏仁紅豆薑椰奶

代謝力差的人，體內濕氣排不出，氣血循環差，體溫偏冷，出現皮膚濕疹或泛紅癢疹，適合以這道料理緩解。

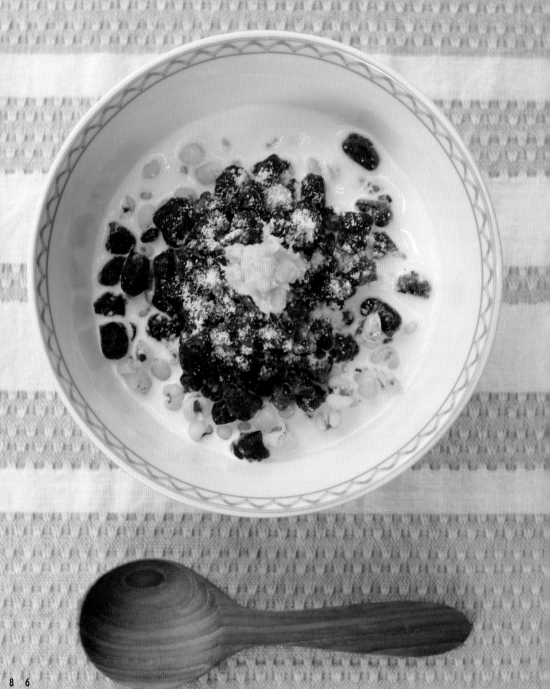

傳家 指數	🏠🏠
料理 時間	40 分鐘 (薏仁需先泡一晚)
難易 程度	★★
適合 階段	青春期、成年期、更年期

（3～4 人份）

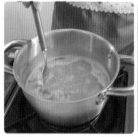
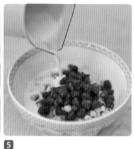

❸   ❺

◉ **材料**

大薏仁·········300 g
萬丹紅豆·······300 g
椰奶··········8 大匙
椰子粉·········少許
薑泥··········10g

◉ **做法**

1. 取一鍋子放入薏仁，注水，用手大力搓洗，反覆數次至水乾淨，再加水淹過薏仁泡一個晚上。

2. 另取一鍋子放入紅豆，注水，用手大力搓洗，反覆數次至水乾淨，再挑出破碎或脫皮的紅豆。

3. 泡好的薏仁和紅豆，分次放入電鍋中，外鍋加 1 杯水蒸熟備用。

4. 將蒸好的薏仁盛入 4 大匙於碗中，再放上煮好的萬丹紅豆 5 大匙。

5. 倒入椰奶，中間放上薑泥，撒上椰子粉搭配食用即可。

─────── (must know) ───────

喻姐說

☞ 步驟 5 最後撒上的椰子粉，也可用椰絲替代。市售洋薏仁、小薏仁、珍珠薏仁都不是薏仁，而是精緻大麥；國產紅薏仁 (糙薏仁) 麩皮顏色紅潤有光澤，進口糙薏仁麩皮顏色偏黃褐色，本道用的精白薏仁形狀較圓且腹溝較深。

余中醫師說

☞ 味甘溫無毒的薏仁，可促進體內血液和水分的新陳代謝，可利尿、消水腫、利腸胃、通便。紅豆能促進血液循環，對氣血虛弱、貧血女生有助益；哺乳期的媽咪，可多吃紅豆補充奶水，排除體內有毒物體。

蘇醫師說

☞ 近來在各方積極研究下，薏仁的機能性已被證實，能改善過敏體質，有降低膽固醇、三酸甘油脂的功效，搭配紅豆、薑泥等食材增加食慾，是一道開胃的好點心。

recipe 31 紫蘇羅漢果薑茶

滋陰補腎的羅漢果,和老薑、紫蘇搭配製成紫蘇薑茶,
不僅喝起來溫潤順口,還是防止孕吐的良方!加了甘蔗
湯、黑糖,隱約的鮮甜,更讓人喜愛!

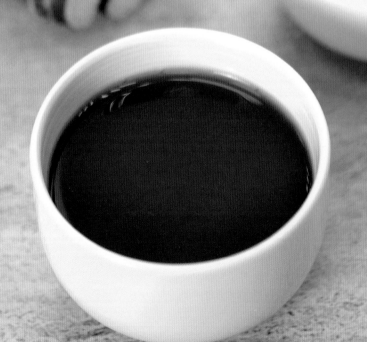

傳家指數	🏠🏠🏠
料理時間	25 分
難易程度	★
適合階段	青春期、成年期、妊娠期

（3～4 人份）

⊙ **材料**

羅漢果‧‧‧‧‧‧‧‧‧1 個
水‧‧‧‧‧‧‧‧‧‧‧‧1000cc
老薑‧‧‧‧‧‧‧‧‧‧60g
野生小甘蔗‧‧‧‧‧300g
乾燥紫蘇葉‧‧‧‧‧5g

⊙ **調味料**

黑糖‧‧‧‧‧‧‧‧‧‧適量

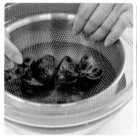
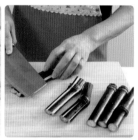
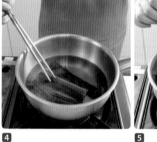
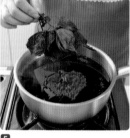

⊙ **做法**

1. 將羅漢果以刀背敲破外殼，用手撥開成塊，沖水洗淨。

2. 湯鍋放入瀝乾水分的羅漢果塊，加水 1000cc 煮沸，轉小火煮約 10 分鐘，留湯汁備用。

3. 老薑洗淨，以研磨器磨薑泥備用；野生小甘蔗以刀背拍扁備用。

4. 取一湯鍋放入拍扁甘蔗，加水 500cc 熬煮至滾，留甘蔗湯備用。

5. 將做法 2 的羅漢果湯汁和做法 3 的薑泥，及乾燥紫蘇葉一起入鍋煮滾後，靜置 5 分鐘。

6. 將做法 5 煮好的紫蘇羅漢果薑茶（挑出紫蘇葉），盛至杯中，依個人喜好酌加做法 4 甘蔗湯調味飲用（若要甜一點，再加黑糖即可）。

(must know)

喻姐說 ☞ 羅漢果、乾紫蘇葉中藥店可買到；紫紅色、莖粗皮脆的野生小甘蔗糖度較低（如果買不到可用一般甘蔗取代）；黑糖屬雙糖，精緻度較低，保留 80% 微量元素和礦物質、鈣、鎂、鐵及葉酸，其中糖蜜滋味，有股柴燒的香氣。

余中醫師說 ☞ 紫蘇與薑，自古就是中醫孕期止吐良方；紫蘇行氣解毒，適合女性便秘脹氣食用。清熱潤肺的羅漢果，可止咳利咽、潤腸通便，但身體虛寒者不宜多食。

ginger

recipe 32

氣泡水薑茶

胃功能不佳的人，胃腸黏膜易發炎，影響消化及營養吸收能力，常常食慾不好；胃不舒服不能吃太多東西，此時可喝些加了常溫氣泡水的「薑茶」，緩和症狀，並促進血液循環、消除寒濕。

使用指數	⭑⭑⭑
熱量	10 分鐘
難易程度	★
適合階段	青春期、成年期、妊娠期、更年期
（份）	

◎ 材料

氣泡水‥‥‥‥‥180cc
薑泥‥‥‥‥‥‥1 大匙
風乾柳橙片或檸檬
片‥‥‥‥‥‥‥1 片

◎ 調味料

檸檬汁‥‥‥‥‥5cc
二砂糖‥‥‥‥‥1 大匙

──────（ must know ）──────

喻姐說

☞ 薑茶也可以用煮的，取一小鍋，放入薑泥1大匙、水200cc、二砂糖1大匙，以小火煮5分鐘，要飲用時可酌加甜度。黑糖容易上火，建議使用二砂糖，加了二砂糖才能把薑的效能久留在體內，並加強代謝，讓身體溫暖。

余中醫師說

☞ 本道對於夏日感冒、腸胃不適的人，可以刺激食慾、消除脹氣。用常溫氣泡水來沖薑茶飲，飲用後讓薑的辛辣使人發汗、解熱，自然改善症狀。

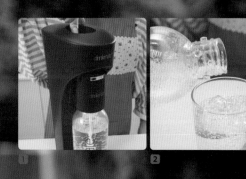

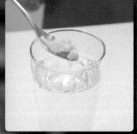
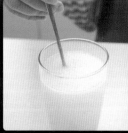

⊙ **做法**

1. 以氣泡機空瓶裝入常溫飲用水約 700cc，按下開關讓氣泡機鋼瓶打出氣泡水 (如果沒有氣泡水機，也可以用市售瓶裝氣泡水來替代)。

2. 取一空杯，注入打好的氣泡水180cc。

3. 做法 2 續入薑泥，攪拌均勻。

4. 將其他材料與調味料續入杯中，調勻後飲用。

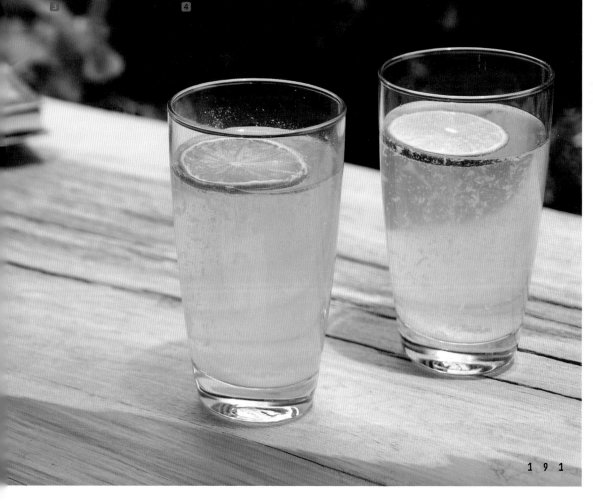

ginger

recipe
33

QQ 暖胃薑糖

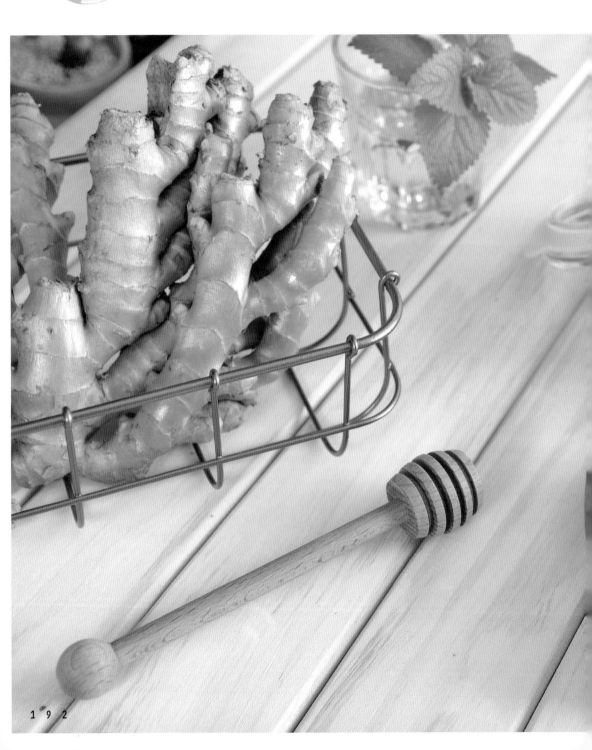

又香又軟 Q 的薑糖,是少數女性經期可放心食用的甜點。自己 DIY,材料可用最好的:竹薑的香氣及辣度十分怡人,彈牙的樹薯,加上古法柴燒的麥芽糖,好吃到讓人停不了口!

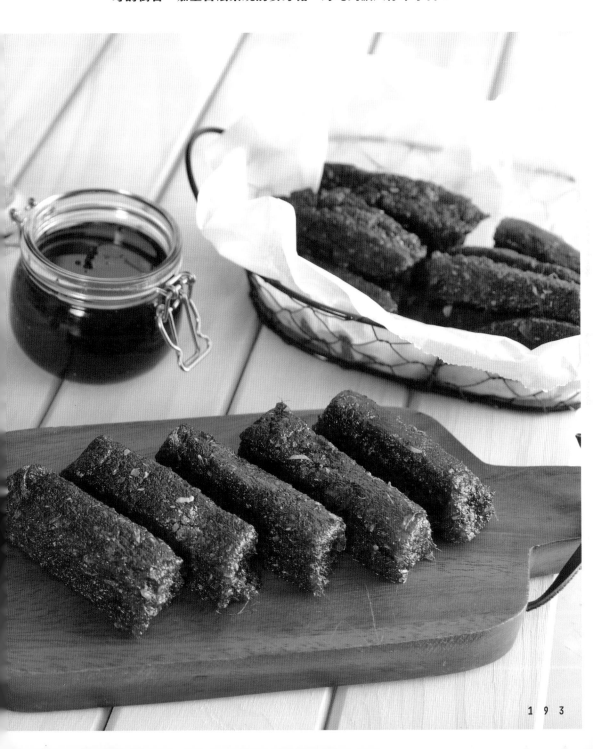

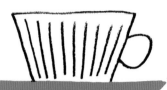

傳家 指數	🏠🏠🏠🏠🏠
料理 時間	70 分鐘
難易 程度	★★★★
適合 階段	青春期、成年期、妊娠期、 更年期

（約 12 ～ 14 條）

◉ **材料**

竹薑‧‧‧‧‧‧‧‧‧‧200g
樹薯‧‧‧‧‧‧‧‧‧‧100g
苦茶油‧‧‧‧‧‧‧‧4 大匙
蓮藕粉‧‧‧‧‧‧‧‧‧100g

◉ **調味料**

黑糖‧‧‧‧‧‧‧‧‧‧100g
柴燒麥芽糖‧‧‧‧‧200g
海鹽‧‧‧‧‧‧‧‧‧‧少許

━━━━━（ must know ）━━━━━

喻姐說

☞ 樹薯皮較厚，削皮時要削厚一點；若無調理機將竹薑、樹薯塊打成泥，也可用磨泥器磨薑泥，搗泥器將樹薯搗成泥；做法 10 容器盡量平底，切出的薑糖較平整；做法 11 放涼後可冷藏，除了加速塑型，風味更佳！做好的薑糖裹上黃豆粉或椰子粉，也很好吃！

全中醫師說

☞ 薑加黑糖一直是月經期或坐月子期間的良伴；再加上柴燒麥芽可以健脾胃、促進消化；經痛時，「甘令人緩」，此時適當吃一點甜味的食物，能舒緩情緒、減少子宮收縮疼痛，也有助於順利排出經血。

蘇醫師說

☞ 耐旱的樹薯，跟地瓜相比，比較不甜，更可以穩定血糖，且不會像地瓜一樣吃了容易脹氣；樹薯富含水溶性纖維，可促進腸道蠕動，預防便秘。

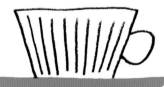

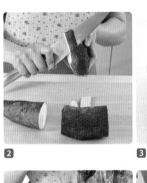 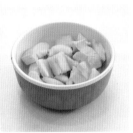

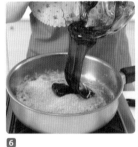 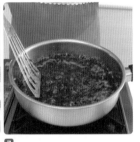

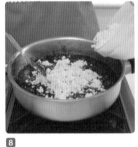 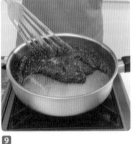

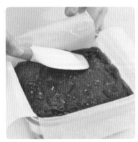 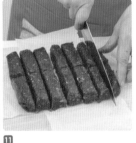

◉ 做法

1. 竹薑洗淨，切塊，放入調理機內，以高速攪打成泥狀備用。

2. 將樹薯洗淨，以刀具小心地削去厚重的外皮。

3. 做法2的去皮樹薯，放入電鍋、外鍋加一杯水蒸熟，取出切小塊。

4. 將做法3蒸好的樹薯塊，放入調理機中攪打成泥狀備用。

5. 取一平底鍋，加苦茶油、做法1的竹薑泥，用小火拌炒至香味溢出。

6. 做法5加入二砂糖、柴燒麥芽糖及少許海鹽混合。

7. 將做法6以中小火繼續拌炒，直到表面起泡泡。

8. 做法4加入做法7中，再加蓮藕粉拌勻。

9. 維持小火，將做法8不斷攪拌、熬煮至收汁。

10. 取一容器，上鋪烘焙紙，將做法9倒入，並以抹刀邊壓邊抹平。

11. 將做法10靜置放涼，取出，整型，切成長條塊狀，即可食用。

食材哪裡買?

食材品項 / Ingredients	廠商、品牌名稱	地址或網站	電話
唯他鍋	台灣唯他國際股份有限公司	台北市中山區新生北路三段 7 號 2 樓之 7	(02)2599-6663
Sansaire 低溫烹調舒肥機	創旭公司	https://www.sansaire.com.tw	(網路訂購)
	Too Simple Salad	台北市大安區濟南路 3 段 9 號 1 樓	(02)8773-9906
有機薑黃粉	台灣常溫股份有限公司	台北市大安區信義路四段 235 號 10 樓之 2	(02)2705-9903 0800-800-809
	清亮生態農場	台東市漢中街 235 號	(089)351-829
	雅比斯手創樂活館	台北市濟南路三段 9 號 2 樓	(02)2752-6815
薑博士特級老薑粉	台灣常溫股份有限公司	台北市大安區信義路四段 235 號 10 樓之 2	(02)2705-9903 0800-800-809
幺麻子藤椒油	賽尚玩味市集	http://www.pcstore.com.tw/tsaisidea/	(02)2738-8115
珍鱺切絲魚皮、龍虎斑涮涮鍋魚片、 海藻豬小排	天和鮮物	台北市北平東路 30 號 1 樓	(02)8785-8986
有機黑、白板豆腐	傳貴宏業生雞有限公司	桃園市大溪區美山路 1 段 601 巷 255 號	(03)388-6629
黑鑽雞腿	巧活食品	新北市中和區板南路 671 號 11 樓	(02)8226-6629
阿拉斯加紅參	東雅小廚	台北市大安區濟南路 3 段 7-1 號 1 樓	(02)2773-6799
紫捲鬢、綠捲鬢生菜、蘿蔓、黃、 綠櫛瓜、大茴香、櫻桃蘿蔔	元氣農場	台南市佳里區子龍里 40 之 79 號	(06)726-3170
	晏廷歐亞農場	南投縣埔里鎮牛眠里守城 35 號	(049)290-2206
冷壓初榨椰子油	希品國際有限公司	台北市忠孝東路四段 148 號 7 樓	(02)8531-7343
	Too Simple Salad	台北市大安區濟南路 3 段 9 號 1 樓	(02)8773-9906
有機橄欖油、純蜂蜜	小葵有機	台北市松山區八德路二段 388 號	(02)2771-3969
	雅比斯手創樂活館	台北市濟南路三段 9 號 2 樓	(02)2752-6815
苦茶油、紫蘇油	金椿茶油工坊	苗栗縣三灣鄉永和村 3 鄰石馬店 18-3 號	(037)831-195
黑麻油、花生油	源順製油廠	雲林縣土庫鎮成功路 1-62 號	(05) 662-2574
椰子油、玄米油、黃金亞麻仁籽油、 啤酒酵母、卵磷脂	德瑞森莊園	台中市西區五權五街 48 號	(04)2378-6268
	雅比斯手創樂活館	台北市濟南路三段 9 號 2 樓	(02)2752-6815
冷壓初榨摩洛哥堅果油、榛果油、 開心果油、南瓜籽油	綠活企業有限公司	台北市仁愛路 345 巷 4 弄 2 號 3 樓	(02)2731-9629
各種有機芽苗菜	百壽有機芽菜農場	苗栗縣獅潭鄉百壽村五鄰 65 之 2 號	(037)932-208 (9:00-17:00) (037)932-588
老梅膏	元梅屋，百格利股份有限公司	台中市西區忠明南路 303 號 19 樓	(04)2301-4349
	雅比斯手創樂活館	台北市濟南路三段 9 號 2 樓	(02)2752-6815

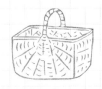

食材品項 / Ingredients	廠商、品牌名稱	地址或網站	電話
三色藜麥、小米	雅辰貿易有限公司	新北市汐止區南陽街 277 號	(02)2692-3332
	Dr.Oko 德逸有機，擁潔股份有限公司	台北市西園路二段 157 號 9 樓	(03)318-1639
紅藜麥	拉勞蘭小米工坊	台東縣太麻里鄉香蘭村 10 鄰 25 號	(08)978-2547
柴燒麥芽糖	百壽柴燒麥芽糖	苗栗縣獅潭鄉百壽村五鄰 65 之 2 號	(037)932-208(9:00-17:00) (037)932-588
	來春嬤食品行	苗栗縣竹南鎮公館里大埔頂 11 鄰 97-6 號	0952-997-789
紅麴醬	穀盛	台北市忠孝東路三段 10 巷 18 號	(02)2771-7166 0800-089-123
蜂蜜、椰奶、椰子粉、椰子油	小葵有機	台北市松山區八德路二段 388 號	(02)2771-3969
椰棗乾	博能生機，宜果國際股份有限公司	台北市中山區南京東路三段 68 號 12 樓	0800-077-877 0800-567-808
	雅辰貿易有限公司	新北市汐止區南陽街 277 號	(02)2692-3332
紅棗乾	苗栗公館鄉農會	苗栗縣公館鄉管東村大同路 266 號	(037)231-626
桂圓乾	東山果菜運銷合作社	台南市東山區東原里 24 鄰 175-15 號	(06)686-1707
蓮藕粉	三叔公的家	台南市白河區大竹里 30 之 20 號	0934-305-987
米穀粉、糙米穀粉	銀川永續農場	花蓮縣富里鄉富里村公埔路 2 段 75 號	0800-020-100 (038)831-599
堅果穀粉、原味綜合堅果	可夫萊堅果之家	台北市中山區八德路 2 段 316 號 1 樓	(02)2299-0850
黃金蕎麥麵	台灣黃金蕎麥有限公司	台南市玉井區中山路 228 號	0800-885-185 06-574-2331
黃金亞麻仁籽	各大有機店均售		
	雅辰貿易有限公司	新北市汐止區南陽街 277 號	(02)2692-3332
有機竹薑、新鮮薑黃	清亮生態農場	台東市漢中街 235 號	(089)351-829
老薑、嫩薑、中薑、南薑、香茅、各式蔬菜	東東蔬果行	台北市羅斯福路一段 8 號 B1 南門市場	(02)23218069
	東門市場	台北市金山南路、信義路口	
羅漢果、各式中藥材	各大中藥行		
氣泡水機	義式企業	台北市內湖區堤頂大道二段 475 號 1 樓	(02)2658-9660
Excalibur 低溫風乾機	雅比斯手創樂活館	台北市濟南路三段 9 號 2 樓	(02)2752-6815

◉ 附錄所載好食材因產季限制，請先電話聯繫預約訂購。

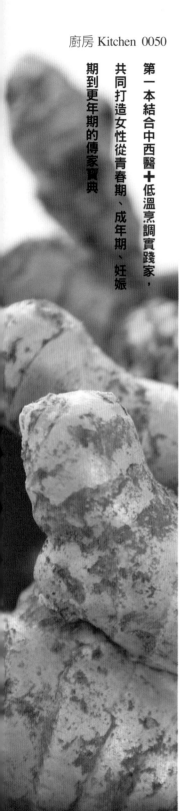

廚房 Kitchen 0050

第一本結合中西醫＋低溫烹調實踐家，

共同打造女性從青春期、成年期、妊娠

期到更年期的傳家寶典

G . i . n . g . e . r
去 濕 養 身
食 養 薑 料 理

作　　者▪喻碧芳、余雅雯、蘇主惠
攝　　影▪何忠誠
總 編 輯▪鄭淑娟
行銷主任▪邱秀珊
業務主任▪陳志峰
封面設計▪讀力設計
內頁設計▪讀力設計
編輯總監▪曹馥蘭

出 版 者▪日日幸福事業有限公司
地　　址▪106台北市和平東路一段10號12樓之1
電　　話▪（02）2368-2956
傳　　真▪（02）2368-1069
郵撥帳號▪50263812
戶　　名▪日日幸福事業有限公司
法律顧問▪王至德律師
電　　話▪（02）2773-5218
發　　行▪聯合發行股份有限公司
電　　話▪（02）2917-8012
印　　刷▪呈靖彩藝有限公司
初版二刷▪2017年8月
定　　價▪380元

國家圖書館出版品預行編目(CIP)資料

去濕養身食養薑料理：第一本結合中西醫＋低溫烹調實踐
家，共同打造女性從青春期、成年期、妊娠期到更年期的
傳家寶典 / 喻碧芳、余雅雯、蘇主惠著. – 初版. – 臺北
市：日日幸福事業出版：聯合發行, 2017.08
　面；　公分. – (廚房；50)
　ISBN 978-986-94569-7-5(平裝)

1.食療 2.薑目 3.食譜

418.914　　　　　　　　　　106012315

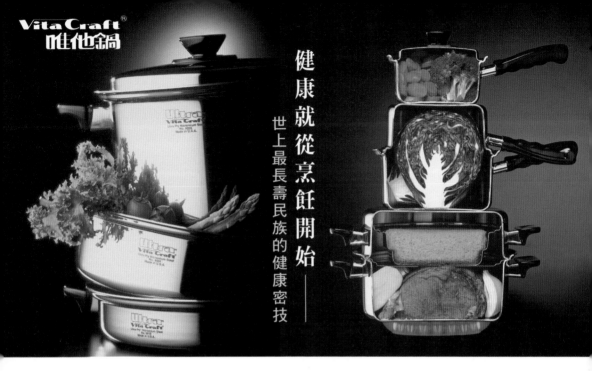

市售唯一榮獲WHO認證的健康鍋

唯他全面多層構造鍋
唯一經過WHO科學證明的健康鍋具

2011年日本武庫川女子大學國際健康開發研究所所長—家森幸男教授與世界衛生組織(WHO)共同的研究專案證實,使用多層構造唯他鍋的營養烹調比起一般鍋具的烹調法,可抑制蔬果維生素與鉀的流失,促進人體的吸收,減少人體(LDL)壞膽固醇的囤積。

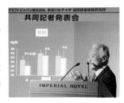

預防疾病

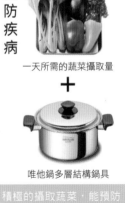

一天所需的蔬菜攝取量
+
唯他鍋多層結構鍋具

積極的攝取蔬菜,能預防文明病。理想的炊具既能防止營養流失,又能烹調出美味可口佳餚。

研究調查結果 ▼

A組與B組攝取適量蔬菜後,血液中的維生素C與β胡蘿蔔素等都有顯著增加。
只實行短時間無水烹調方式的A組,尿液中的鉀有明顯增加,氧化LDL則顯著減少。

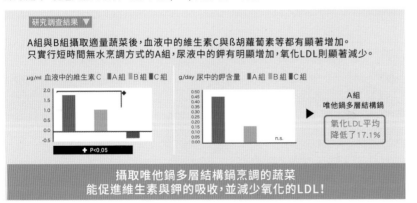

A組
唯他鍋多層結構鍋

氧化LDL平均
降低了17.1%

攝取唯他鍋多層結構鍋烹調的蔬菜
能促進維生素與鉀的吸收,並減少氧化的LDL!

全文參考: http://www.vitacraft.co.jp/proof/

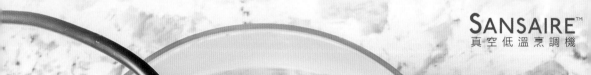

SANSAIRE™
真空低溫烹調機

美味關係
重新定義

真空低溫烹調　全新味覺體驗

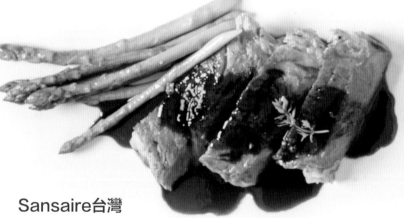

Sansaire台灣

S 官網：www.sansaire.com.tw/

IG：@sansairetw

f FB臉書：www.facebook.com/sansaire.tw/

Sansaire烹調機展示點
Too Simple Salad
台北市大安區濟南路3段9號1樓
(02) 8773 9906

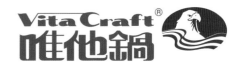

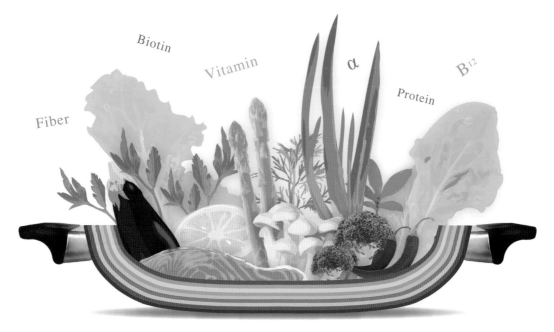

Fiber　Biotin　Vitamin　α　Protein　B₁₂

多層，多營養。

9 層 構 造 ， 發 掘 食 物 新 烹 調 法 。

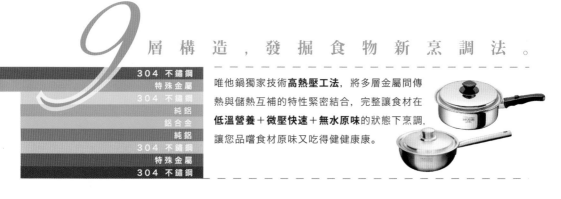

| 304 不鏽鋼 |
| 特殊金屬 |
| 304 不鏽鋼 |
| 純鋁 |
| 鋁合金 |
| 純鋁 |
| 304 不鏽鋼 |
| 特殊金屬 |
| 304 不鏽鋼 |

唯他鍋獨家技術**高熱壓工法**，將多層金屬間傳熱與儲熱互補的特性緊密結合，完整讓食材在**低溫營養＋微壓快速＋無水原味**的狀態下烹調，讓您品嚐食材原味又吃得健健康康。

主 廚 鍋 / 元 氣 鍋 / 快 煮 鍋

每日飲食指南免費課程報名專線：02/25596663

唯他鍋官網：http://www.vitacraft.com.tw

唯他鍋FB：https://www.facebook.com/kc2845 　🅵 唯他鍋Vita Craft

聯 絡 電 話：02-2599-6663 ｜ 傳 真：02-2599-4179

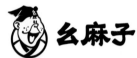

幺麻子

中國藤椒產業開創者

· 源自中國藤椒之鄉——四川洪雅
· 藤椒油非物質文化遺產技術傳承者
· 中國藤椒博物館創建者

清香麻

GREEN
SICHUAN
PEPPER
OIL

道地川味
就是 幺麻子 藤椒油

一點點吃清香 · 多一些吃清香麻

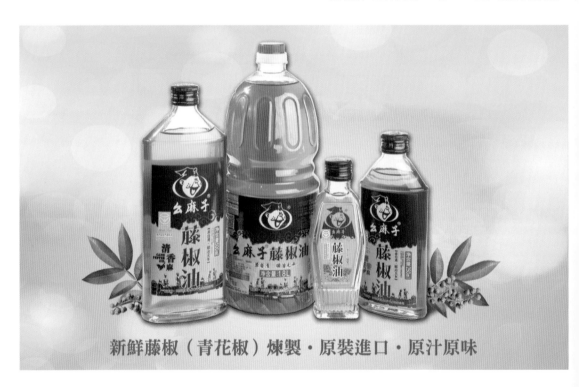

新鮮藤椒（青花椒）煉製 · 原裝進口 · 原汁原味

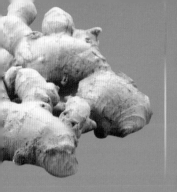

營養守恆
CoNutri
全新風味

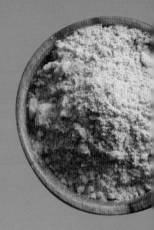

國際驚豔的35℃常溫乾燥技術

台灣常溫董事長李尚祐對土地、農民擁有深厚的情感，認為常溫乾燥能對農業有很大幫助，因此投入11年的時間進行技術改良，成為能穩定、大量生產的「35℃常溫乾燥技術」，使食材不管在色、香、味及營養成分上得到完整的保存，展現出最天然的風味。

「薑」帶來的善循環

台灣常溫推出的多項產品中，薑系列產品因濃郁的香氣和好品質，廣受特別需要禦寒的晨泳者及登山客的喜愛，李尚祐也在找尋好食材的過程中鑽研薑而成為專家，因此擁有「薑博士」的美譽。

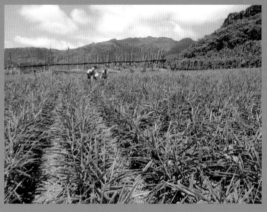

台灣常溫老薑的契作農地，在水質優良、土壤肥沃的台東太麻里，無毒農法種出的薑厚實肥美、辣度十足，乾燥後經過檢測，營養含量特別高。

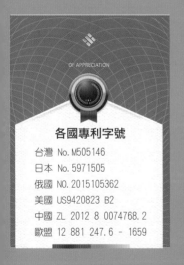

OF APPRECIATION

各國專利字號

台灣 No. M505146
日本 No. 5971505
俄國 NO. 2015105362
美國 US9420823 B2
中國 ZL 2012 8 0074768.2
歐盟 12 881 247.6 - 1659

台東有機薑
以常溫乾燥製作
營養價值更完整保留
給您真實的好滋味

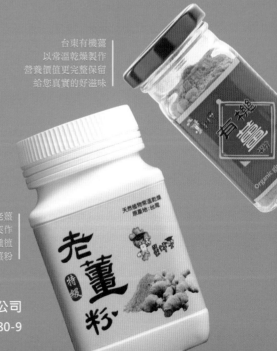

天然植物常溫乾燥
原產地：台東

台東太麻里老薑
採自然農法森林散種方式契作
不灑農藥、不施化肥種植
製成最頂級的老薑粉

台灣常溫官網

f 薑博士

台灣常溫股份有限公司
客服專線：080-080-080-9

豪華禮大相送，
都在日日幸福！

只要填好讀者回函卡寄回本公司（直接投郵），您就有機會得到以下各項大獎。

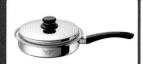

New York 主廚平鍋 27cm
（單把）/ 市價 7,000 / 3 名

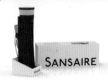

Sansaire 真空低溫烹調機
（家用型）/ 市價 6950 元 / 3 名

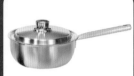

Nu Cook 醬料鍋 18cm
（單把）/ 市價 4800 元 / 3 名

深型洗滌組 3 入
/ 市價 2400 元 / 3 名

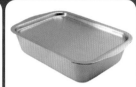

方形保鮮盒 (L) 29x20x6.0 cm
/ 市價 1600 元 / 2 名

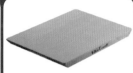

雲杉木造型砧板（大)(40 X 28 X 2.7cm) / 市價 1500 元 / 3 名

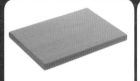

柚木原木砧板中 40*28*2.7cm
/ 市價 1500 元 / 3 名

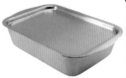

方形保鮮盒 (M) 24x17x5.5 cm
/ 市價 1300 元 / 2 名

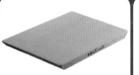

雲杉木造型砧板（中)(36 X 24 X 2.7cm) / 市價 1200 元 / 3 名

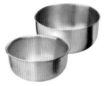

Nu Cook 洗滌 2 入組 , 21cm
/ 市價 1200 元 / 5 名

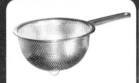

帶柄網籃 18cm
/ 市價 1050 元 / 5 名

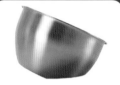

洗米碗（彩盒包裝）
/ 市價 1000 元 / 3 名

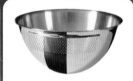

多功能洗滌盆 24cm
/ 市價 1000 元 / 5 名

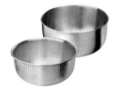

Nu Cook 洗滌 2 入組 , 18cm
/ 市價 1000 元 / 5 名

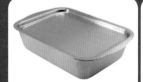

方形保鮮盒 (S) 20x14.5x5.0 cm
/ 市價 1000 元 / 2 名

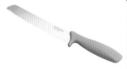

NU COOK 彩色柄日式麵包刀
/ 市價 1000 元 / 10 名

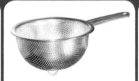

帶柄網籃 15cm
/ 市價 900 元 / 5 名

唯她暖呼墊（藍）
/ 市價 600 元 / 10 名

參加辦法

只要購買《去濕養身食養薑料理：第一本結合中西醫＋低溫烹調實踐家，共同打造女性從青春期、成年期、妊娠期到更年期的傳家寶典》，填妥書裡「讀者回函卡」（免貼郵票）於 2017 年 11 月 10 日前（以郵戳為憑）寄回【日日幸福】，本公司將抽出 75 名幸運的讀者，得獎名單獎於 2017 年 11 月 20 日公佈在：
日日幸福部落格：http://happinessalways.pixnet.net/blog
日日幸福粉絲團：https://www.facebook.com/happinessalwaystw/
以上獎項感謝台灣唯他國際股份有限公司及創旭貿易大方提供

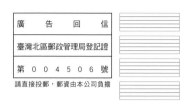

廣　告　回　信

臺灣北區郵政管理局登記證

第 ０ ０ ４ ５ ０ ６ 號

請直接投郵，郵資由本公司負擔

10643

台北市大安區和平東路一段10號12樓之1

日日幸福事業有限公司　收

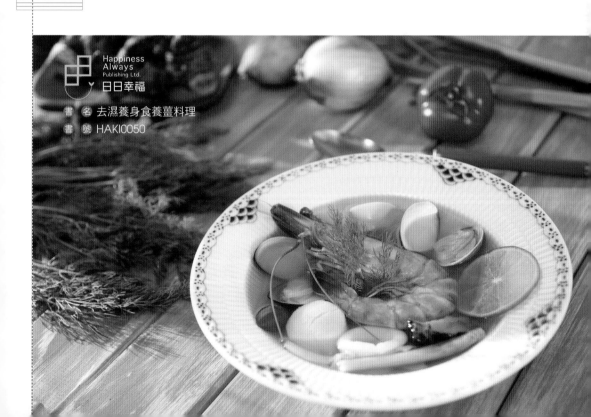

Happiness
Always
Publishing Ltd.
日日幸福

書　名　去濕養身食養薑料理

書　號　HAKI0050

讀者回函卡

感謝您購買本公司出版的書籍，您的建議就是本公司前進的原動力。請撥冗填寫此卡，我們將不定期提供您最新的出版訊息與優惠活動。

姓 名：_____ **性別：**□男 □女 **出生年月日：**民國　　　年　　　月　　　日

E-mail：_____

地 址：_____

電 話：　　　　　　　　**手 機：**　　　　　　　　**傳 真：**

職 業：□學生 □生產 □製造 □金融 □商業 □傳播 □廣告 □軍人 □公務 □教育
　　　　□文化 □旅遊 □運輸 □醫療 □保健 □仲介 □服務 □自由 □家管 □其他

❶.您如何購買本書？□一般書店（　　　　　書店）　□網路書店（　　　　　書店）
　□大賣場或量販店（　　　　　）　□郵購　□其他

❷.您從何處知道本書？□一般書店（　　　　書店）　□網路書店（ 書店）
　□大賣場或量販店（　　　　　）　□報章雜誌　□廣播電視
　□作者部落格或臉書　□朋友推薦　□其他

❸.您通常以何種方式購書（可複選）？□逛書店　□逛大賣場或量販店　□網路　□郵購
　□信用卡傳真　□其他

❹.您購買本書的原因？　□喜歡作者　□對內容感興趣　□工作需要　□其他

❺.您對本書的內容？　□非常滿意　□滿意　□尚可　□待改進 _____

❻.您對本書的版面編排？　□非常滿意　□滿意　□尚可　□待改進 _____

❼.您對本書的印刷？　□非常滿意　□滿意　□尚可　□待改進 _____

❽.您對本書的定價？　□非常滿意　□滿意　□尚可　□太貴

❾.您的閱讀習慣（可複選）？　□生活風格　□休閒旅遊　□健康醫療　□美容造型
　□兩性　□文史哲　□藝術設計　□百科　□圖鑑　□其他

❿.您是否願意加入日日幸福的臉書（Facebook）？　□願意□不願意□沒有臉書

⓫.您對本書或本公司的建議：_____
_____
_____

〈註〉本讀者回函卡傳真與影印皆無效，資料未填完整即喪失抽獎資格。

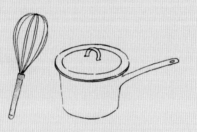

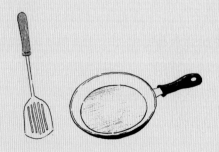